W0261373

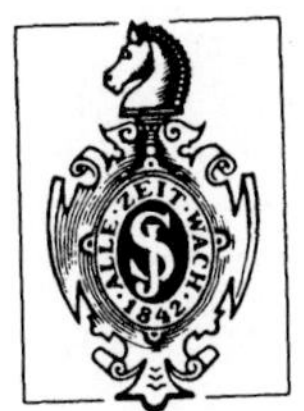
ALLE·ZEIT·WACH
1842
S

W.-U. Weitbrecht (Hrsg.)

Dementielle Erkrankungen

Diagnose, Differentialdiagnose und Therapie

Springer-Verlag
Berlin Heidelberg New York
London Paris Tokyo

PD Dr. med. W.-U. Weitbrecht
Kreiskrankenhaus Gummersbach
Neurologische Klinik
Wilhelm-Breckow-Allee 20
5270 Gummersbach

ISBN-13:978-3-540-19307-4   e-ISBN-13:978-3-642-73738-1
DOI: 10.1007/978-3-642-73738-1

CIP-Titelaufnahme der Deutschen Bibliothek
Dementielle Erkrankungen : Diagnose, Differentialdiagnose u.
Therapie / W.-U. Weitbrecht (Hrsg.). – Berlin ; Heidelberg ;
New York ; London ; Paris ; Tokyo : Springer, 1988
    ISBN-13:978-3-540-19307-4

NE: Weitbrecht, W.-U. [Hrsg.]

Gesamtverarbeitung: G. Appl, Wemding
2127/3140/543210

Inhaltsverzeichnis

Einführung
W.-U. Weitbrecht 1

Pathologische Anatomie dementieller Prozesse
G. Ebhardt 3

Epidemiologie und Pathobiochemie dementieller Prozesse
primär degenerativer und vaskulärer Genese
L. Frölich und *S. Hoyer* 26

Differentialdiagnose dementieller Prozesse unter Berücksichtigung psychopathologischer Befunde
S. Kanowski 44

Positronenemissionstomographie in der Differentialdiagno-
stik und Therapiekontrolle dementieller Erkrankungen
B. Szelies, K. Herholz, G. Pawlik und *W.-D. Heiss* 51

Klinische Differentialdiagnose dementieller Erkrankungen
unter Berücksichtigung neurophysiologischer Befunde
W.-U. Weitbrecht 74

Neurochirurgische Differentialdiagnose und Therapie
dementieller Prozesse
J. Schramm 83

Pharmakotherapie dementieller Erkrankungen
E. Ladurner und *W.-U. Weitbrecht* 120

V

Sozialpsychiatrische Probleme bei der Betreuung und Therapie von Patienten mit dementiellen Erkrankungen
A. Kurz, R. Feldmann, M. Müllers-Stein und *B. Romero* . . 130

Sachverzeichnis 141

Mitarbeiterverzeichnis

Ebhardt, Gisela
Institut für Pathologie, Sektion Neuropathologie der Kranken-
anstalten Köln, Köln-Merheim, Ostmerheimer Str. 200,
5000 Köln 91

Feldmann, R.
Psychiatrische Klinik der Technischen Universität München
Möhlstraße 26, 8000 München 80

Frölich, L.
Psychiatrische Universitätsklinik Würzburg
Füchsleinstraße 15, 8700 Würzburg

Heiss, W.-D.
Universitätsklinik für Neurologie
Joseph-Stelzmann-Straße 9, 5000 Köln 41

Herholz, K.
Psychiatrische Klinik der Technischen Universität München
Möhlstraße 26, 8000 München 80

Hoyer, S.
Arbeitsgruppe Hirnstoffwechsel, Institut für Pathochemie
und Allgemeine Neurochemie, Universität Heidelberg
6900 Heidelberg

Kanowski, S.
  Abteilung Gerontopsychiatrie, Universitätsklinikum
  Charlottenburg
  Reichsstraße 15, 1000 Berlin 19

Kurz, A.
  Psychiatrische Klinik der Technischen Universität München
  Möhlstraße 26, 8000 München 80

Ladurner, G.
  Neurologische Abteilung der Landesnervenanstalt Salzburg
  Ignaz-Harrer-Straße 79, 5020 Salzburg, Austria

Müllers-Stein, M.
  Psychiatrische Klinik der Technischen Universität München
  Möhlstraße 26, 8000 München 80

Pawlik, G.
  Universitätsklinik für Neurologie
  Joseph-Stelzmann-Straße 9, 5000 Köln 41

Romero, B.
  Psychiatrische Klinik der Technischen Universität München
  Möhlstraße 26, 8000 München 80

Schramm, J.
  Neurochirurgische Klinik der Universität Erlangen-Nürnberg
  Schwabachanlage 6, 8520 Erlangen

Szelies, B.
  Universitätsklinik für Neurologie
  Joseph-Stelzmann-Straße 9, 5000 Köln 41

Weitbrecht, W.-U.
  Kreiskrankenhaus Gummersbach, Neurologische Klinik
  Wilhelm-Breckow-Allee 20, 5270 Gummersbach

Einführung

W.-U. Weitbrecht

Mit dem Begriff „*dementielle Erkrankungen*" möchte sich dieser Band hinwegsetzen über die mehr akademische Nomenklaturdiskussion der „Demenzen". Ziel der folgenden Ausführungen ist es, die neuropathologischen und klinischen Kenntnisse der Differentialdiagnose und Therapie von Hirnleistungsstörungen darzustellen, um so dem Kliniker einen Leitfaden zu geben. Dennoch soll kurz auf den Gebrauch der Begriffe im Folgenden eingegangen werden. Unter Demenz soll hier nicht nur ein Defektzustand nach langem, prozeßhaften Hirnabbau verstanden werden, sondern das erworbene, sich im Erwachsenenalter manifestierende Leistungsdefizit unterschiedlicher Genese, eine „dementielle Erkrankung". Nicht eingegangen wird auf die vererbten oder frühzeitig erworbenen Leistungsdefizite im Kindesalter, die Oligophrenien.

Die Verfeinerung der neuropathologischen Aufschlüsselung von Erkrankungen, die klinisch mit einer Demenz einhergehen, hat ebenso wie die verbesserte klinische Diagnostik mit differenzierteren neurologischen, neurophysiologischen, laborchemischen und humangenetischen Untersuchungsmöglichkeiten und nicht zuletzt auch den durch die Computertechnik in den letzten Jahren rasant weiterentwickelten und erweiterten bildgebenden Verfahren zu einer Ausgrenzung einer großen Zahl behandelbarer Erkrankungen geführt, die in ihrer Fülle nur gestreift und im Rahmen dieses Bandes nicht in allen Einzelheiten erschöpfend behandelt werden können. Auch hat sich hierdurch die klinische Differentialdiagnose zwischen vaskulären und primär degenerativen Demenzen verändert. Kern der klinischen Symptomatik dementieller Erkrankungen ist das hirnorganische Psychosyndrom, das in

Abhängigkeit von der Ätiologie der Erkrankung unterschiedliche Facetten haben kann.

Die im höheren Lebensalter zunehmende Inzidenz dementieller Erkrankung hat in Zusammenhang mit der Zunahme des mittleren Lebensalters Erkrankungen mit Hirnleistungsstörungen zu einem klinischen Problem werden lassen, das verstärkt in das Bewußtsein der klinischen und Grundlagenforschung gebracht werden muß. Verstärkt werden sollte auch das Bewußtsein des Klinikers dafür, daß es sich bei Hirnleistungsstörungen um das Symptom einer Erkrankung und nicht um eine Erkrankung an sich handelt, mit der Konsequenz vor einer symptomatischen Therapie zunächst nach Möglichkeiten einer ätiologischen zu suchen. Dies betrifft natürlich in erster Linie leichte und mittelschwere dementielle Syndrome. Bei einer großen Zahl der in Pflegeheimen oder gerontopsychiatrischen Pflegestationen versorgten schwer Dementen kommen die diagnostischen und therapeutischen Bemühungen zu spät. Hiervon sind vor allem die an primär degenerativen Demenzen erkrankten alten Menschen betroffen. Dennoch soll hier aufgezeigt werden, daß symptomatische Pharmakotherapie, physikalische und ergotherapeutische Maßnahmen zusammen mit sozialpsychiatrischen Bemühungen schwerer Erkrankten eine längere Versorgung in der gewohnten Umgebung ermöglichen kann.

Pathologische Anatomie dementieller Prozesse

G. Ebhardt

Einleitung

Dem klinischen Begriff Demenz liegen pathologisch-anatomisch die verschiedensten Krankheitsbilder zugrunde. Mit Demenz verbindet man im allgemeinen Erkrankungen des Präseniums und des Seniums. Jedoch auch die kindlichen Stoffwechsel- bzw. Speicherkrankheiten gehen mit Demenz sowie mit dem Verlust bereits erworbener mentaler Fähigkeiten und Funktionen einher. Das Spektrum der mit Demenz einhergehenden Erkrankungen ist so groß, daß in der vorliegenden Arbeit nur die Erkrankungen des Erwachsenenalters besprochen werden und dabei gewisse Schwerpunkte gesetzt werden müssen (Tabelle 1).

Das physiologische Altern des Gehirnes

Bis vor wenigen Jahren galt als das wesentliche gestaltliche Merkmal des Alterns des Gehirnes die Atrophie, die auf Nervenzelldegeneration und Untergang der Neurone bezogen wurde. Nach dem sechzigsten Lebensjahr verringert sich die Hirnmasse um etwa 1 Prozent mit einer mittleren Gewichtsabnahme bis zum neunzigsten Lebensjahr um rund 100 Gramm [19]. Ab Erreichen des Erwachsenenalters sollen etwa 1000 Nervenzellen pro Tag schwinden [2]. Diese global errechnete Zahl sei der Mittelwert aus örtlich in den verschiedenen Hirnregionen sehr unterschiedlich ausgeprägten, von Nervenzelltyp zu Nervenzelltyp unterschiedlichen Absterberaten [27].

Tabelle 1. Die wichtigsten, mit einer Demenz einhergehenden Erkrankungen des ZNS im Erwachsenenalter

Diff. Atrophie	System- atrophie	Entzündungen	Vaskuläre Erkrankungen
Alzheimer-Typ (Präsenil-senil)	M. Pick M. Parkinson Chorea Huntington	Präsenile, spongiöse Enzephalopathie (Jakob-Creutzfeldt) AIDS	Arteriosklerose Multiinfarkt- Syndrom Hypertensive Enzephalopathie M. Binswanger Kongophile Angiopathie Vaskulitis
Liquorzirkula- tionsstörungen	*Metabolische Erkrankungen*		
Normaldruck- Hydrozephalus Traumatischer Hydrozephalus	Metachromat- Orthochromat- Leukodystrophie Ceroid-Lipo- fuscinose M. Hallervorden- Spatz Alkoholismus		

Viele Autoren beziehen sich auf die Untersuchungen von Brody [2], der fand, daß in der neunten Lebensdekade nur noch 50 Prozent der Neurone in der Hirnrinde erhalten seien. Nach Hirano und Llena [16] sollen die kleinen Nervenzellen stärker betroffen sein als die großen Neurone. Henderson und Mitarbeiter [15] fanden bei computergestützten Analysen im Gegensatz dazu, daß bei dem normalen Alterungsprozeß die großen Ganglienzellen schwerer affiziert seien. Haug [11, 12, 13, 14] konnte bei groß angelegten morphometrischen Untersuchungen an einer großen Zahl von Gehirnen psychisch und neurologisch gesunder Verstorbener den physiologischen Alterungsprozeß studieren. Alle nur im Geringsten als pathologisch verdächtigen Prozesse wurden ausgesondert. Aufgrund der errechneten morphometrischen Werte

nimmt die Anzahl der Neurone während der biologischen Alterung nicht ab. Die einzelne Nervenzelle verkleinert sich. Die Zelldichte in der grauen Substanz erhöht sich scheinbar nur durch das Zusammenrücken der Neurone. Dazu kommt ein allmählicher Hirngewebsschwund durch Abnahme des Gewebswassergehaltes. Das alternde Gehirn soll die Fähigkeit verlieren, Wasser festzuhalten [28]. Wahrscheinliche Grundlage für die funktionellen Einbußen im Alter sei der zunehmende Schwund an Spines der Nervenzelldendriten und damit der synaptischen Kontakte [27].
Die verschiedenen Areale des Gehirnes altern unterschiedlich. Nach Ansicht von Haug [12, 13] kann die Leistungsfähigkeit des Gehirnes im Alter durch ständiges Training erhalten oder sogar gesteigert werden.

Pathologische Hirnalterung

Anders verhält es sich bei den pathologischen Alterungsprozessen, die entweder das ganze Gehirn als diffuse oder globale Atrophie oder nur bestimmte Abschnitte als sog. Systematrophie betreffen können. Nach Jellinger und Grisold [19] lassen sich die Abbauprozesse des höheren Lebensalters in sieben Hauptgruppen gliedern.
1. Argyrophile Dystrophie oder Alzheimer-Gewebssyndrom.
2. Zerebro-vaskuläre Prozesse.
3. Kombination zwischen 1. und 2.
4. Systematrophien: Morbus Pick, Morbus Parkinson, Chorea Huntington und deren Kombinationen.
5. Spongiforme virale Encephalopathien der CJD-Gruppe.
6. Als Normaldruckhydrozephalus durch Störungen der Liquordynamik zusammengefaßte Prozesse.
7. Abbauprozesse anderer Genese wie z.B. metabolische, entzündliche und andere mehr.

Diffuse Hirnatrophien

Bis vor einigen Jahren galt als Inbegriff der idiopathischen Demenz des Erwachsenenalters jene Erkrankung, die auf Grund des Manifestationszeitpunktes in die präsenile Demenz, wenn die Erkrankung etwa um das 50. Lebensjahr begann, und in die senile Demenz mit Beginn der Erkrankung um das 65. Lebensjahr unterteilt wurde. Die präsenile Demenz, nach ihrem Erstbeschreiber auch Morbus Alzheimer genannt, gilt seit langem als frühzeitig einsetzende altersmäßig vorverlegte degenerative Hirnatrophie. Feingeweblich weisen die präsenile und die senile Demenz gleichartige strukturelle Veränderungen des Hirngewebes auf, nur daß die Veränderungen bei der präsenilen Demenz stärker ausgeprägt sind. Beide Formen werden heute als nosologische Einheit betrachtet und als Demenz vom Alzheimertyp bezeichnet [10]. Die Diagnosestellung der Erkrankung erfolgt gewöhnlich um das 57. Lebensjahr. Die Krankheit dauert durchschnittlich 7 Jahre. Das Verhältnis der Frauen zu den Männern beträgt 1,5 zu 1. Das Morbiditätsrisiko liegt bei 4 Prozent. In den USA gilt die Altersdemenz vom Alzheimertyp als viert- bis fünfthäufigste Todesursache der über 65-jährigen [27]. Weller und Mitarbeiter [36] gehen davon aus, daß mehr als 10 Prozent der über 65-jährigen an dieser Krankheit leiden.

Morphologie

Makroskopisch ist die Alzheimersche Erkrankung charakterisiert durch eine Gesamtatrophie des Gehirnes mit Atrophie der Rinde und Erweiterung des Ventrikelsystems. Gelegentlich wird eine Bevorzugung der Fronto-Temporalregion oder der Parietal- und Occipitallappen beobachtet [27], während nach Weller und Mitarbeitern [36] der Occipitallappen am geringsten betroffen sein soll. Auch die Kleinhirnhemisphären können in den atrophischen Prozeß einbezogen sein.
Es besteht keine einheitliche Meinung, ob die Nervenzellen untergehen und in welchem Ausmaß. Nach histologischen Untersu-

chungen von Mehraein und Mitarbeitern [24] beträgt der durchschnittliche Nervenzellverlust 36 Prozent, die oberen Rindenschichten seien stärker betroffen. Der Prozeß sei bevorzugt in der mediotemporalen Rinde, dem Bereich zwischen den hinteren unteren Temporalarealen und der angrenzenden Parieto-Occipitalrinde sowie im Amygdalum und dem Hippocampus lokalisiert. Nach Zellzählungen von Terry [16] ist ein Verlust von ungefähr 40 Prozent der größeren Neurone in der mittleren Frontalrinde und von 46 Prozent im Gyrus temporalis superior zu verzeichnen, die dritte und die fünfte Schicht seien bevorzugt betroffen.

Weller und Mitarbeiter [36] sind dagegen aufgrund morphometrischer Untersuchungen der Meinung, daß der Untergang der Nervenzellen nur gering sei. Die Demenz bei der Alzheimerkrankheit sei nicht Folge eines schweren diffusen Unterganges der Nervenzellen. Bei dieser Erkrankung stehe die erhebliche Reduktion sowie abnorme Verzweigungen der Dendriten im Vordergrund. Die Synapsen der Dendriten stellen die Rezeptoren für den intrakortikalen neuronalen Reglerkreis dar und ihr Untergang kann die Zahl der neuronalen Verbindungen, die für eine normale Hirnfunktion notwendig sind, erheblich reduzieren. Bei der histologischen Untersuchung des Gewebes lassen sich in den Nervenzellen verschiedene Veränderungen nachweisen. In der Rinde der Temporallappen findet man außerordentlich häufig degenerierende Nervenzellen, die im Zytoplasma Vakuolen aufweisen. Die Vakuolen enthalten kleine dichte, außerordentlich dunkle Punkte, die ultrastrukturell von einer Membran umgebenen, sehr elektronendichten Strukturen entsprechen, die sich nicht weiter auflösen lassen. Sie sind in die Kategorie der Residualpartikel einzuordnen [1]. Diese Strukturen wurden von Sinkowitz 1910 erstmals beschrieben und von ihm als granulovakuoläre Degenerationen bezeichnet. Diese Veränderungen kommen bei dem physiologischen Altern gelegentlich in den Nervenzellen vor, bei der Alzheimerschen Erkrankung treten sie stark vermehrt auf.

Das charakteristische histologische Merkmal sind die sog. Alzheimerschen Neurofibrillenveränderungen. Diese lassen sich, wenn auch in geringerem Ausmaß, auch bei dem normalen Alterungsvorgang des Gehirnes nachweisen. Die Neurofibrillenveränderungen sind in den Arealen verstärkt nachweisbar, in denen der Nervenzelluntergang verstärkt auftreten soll. Bei speziellen Färbungen, insbesondere Versilberungen der Nervenzellen, findet man im Zytoplasma eigenartige knäuel- und zopfartige Geflechte (Abb. 1). Der Kern wird zur Seite gedrängt und kann untergehen. Gelegentlich haben die Gebilde die Gestalt von Tennisschlägern [35]. Elektronenmikroskopisch bestehen die Alzheimerschen Fibrillenveränderungen aus tubulären Strukturen, die sich im Abstand von 65–80 nm verknüpfen und die außerhalb der Ver-

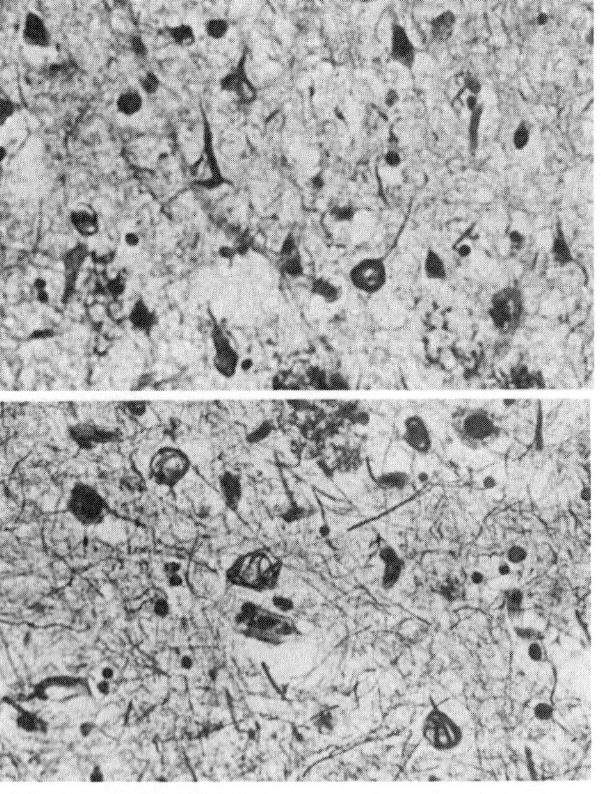

Abb. 1. Morbus Alzheimer. In der Rinde Neurofibrillen-Veränderungen in mehreren Neuronen. Im Zentrum ein seniler Plaque. Von Braunmühl, × 300

8

knüpfungspunkte eine Dicke von 22 nm haben. Diese paarigen Tubuli sind in Form einer Doppelspirale angeordnet. Selten kommen auch gerade Tubuli vor. Es bestehen Übergänge von den paarigen Tubuli zu einzelnen Neurofilamenten [27]. Ishii und Mitarbeiter [18] konnten Immunfluoreszenz-optisch nachweisen, daß das normale Neurofilamentprotein auch in den Alzheimerschen Fibrillenveränderungen enthalten ist. In den letzten Jahren ist es möglich geworden, einzelne Nervenzellpopulationen aus dem Gehirn zu isolieren und subzellulär zu fraktionieren. Erste biochemische Charakterisierungsversuche dieses Proteins haben ergeben, daß es nicht dem Neurofilamentprotein ähnelt, sondern dem der Neurotubuli, so daß die Alzheimerschen Neurofibrillen möglicherweise von Neurotubuli abstammen. Das Molekulargewicht soll etwa bei 50 000 liegen [27, 36]. Weitere typische Veränderungen bei der Alzheimerschen Erkrankung sind die senilen Plaques, die an den gleichen Stellen wie die Neurofibrillenveränderungen gefunden werden. Auch sie lassen sich bei dem normalen Alterungsprozeß des Gehirnes nachweisen, wenn auch in geringerem Ausmaß. Die senilen Plaques oder auch senilen Drusen genannt, kommen in drei Formen vor.

1. Als Primitivplaques mit fädigen Gewebsverdichtungen,
2. als Kernplaques, der im Zentrum eine homogene Struktur aufweist und von einem Kranz fädigen Materials und von stäbchenförmigen Mikrogliazellen umgeben wird.
3. Um die ausgebrannte Form, die nur noch aus dem homogenen Material besteht. Über die Entstehung, die Lichtmikroskopie sowie die Ultrastruktur der senilen Plaques gibt es massenhaft Untersuchungen, auf die an dieser Stelle nicht eingegangen werden kann [27]. Die Ablagerung von Amyloid in den senilen bzw. argyrophilen Drusen, in den Alzheimerschen Fibrillenveränderungen und zum Teil auch in den Gefäßwänden ist nach wie vor pathogenetisch ungeklärt. Das zerebrale Amyloid unterscheidet sich in seiner Zusammensetzung von dem Amyloid der übrigen Organe. Amyloid gilt jedoch im allgemeinen als Hinweis auf immunpathologische Vorgänge. Es wird daher diskutiert, ob es sich bei den Amyloidablagerungen um die Folge lokaler immunologischer Prozesse handeln könnte [10].

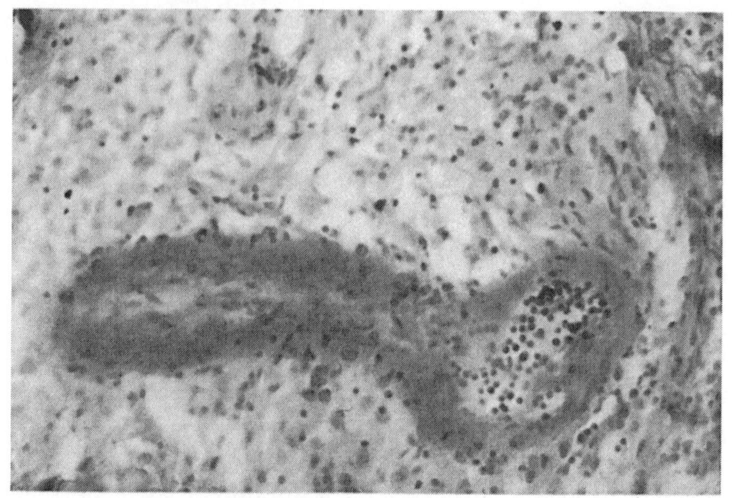

Abb. 2. Morbus Alzheimer. Drusige Entartung eines Gefäßes mit Ablagerung von Amyloid in der Tunica media. Proliferation von stäbchenförmigen Mikrogliazellen in der Umgebung. Kongorot, × 240

Die Beziehung der senilen Plaques zu den Gefäßen ist noch immer unklar. Es gibt gewiß perivaskuläre Plaques, jedoch eine große Zahl läßt jeden Gefäßbezug vermissen. Die kongophile Angiopathie bzw. die sogenannte drusige Entartung der Gefäße beruht auf Einlagerungen des Amyloid in die Gefäßwand (Abb. 2), sie ist bei der Alzheimerschen Erkrankung auf das Gehirn beschränkt und nicht Folge einer allgemeinen Amyloidose. Die Astroglia reagiert mit einer Proliferation von protoplasmatischen und insbesondere von faserbildenden Zellen.
Auf die biochemischen Veränderungen, die morphologisch schwer faßbar sind, soll nicht eingegangen werden. Die Alzheimersche Krankheit kann mit anderen Erkrankungen kombiniert sein, wie eine Fülle von Einzelbeobachtungen dokumentiert, unter anderem zum Beispiel mit der striato-nigralen Degeneration [22, 34]. Die hohe Anfälligkeit der Patienten mit Down-Syndrom, eine Alzheimersche Erkrankung zu bekommen, ist bekannt [29, 31].

10

Spongioforme Enzephalopathien

Die Demenz vom Alzheimertyp und weitere progressive degenerative Demenzen des Erwachsenenalters können klinisch erhebliche differentialdiagnostische Schwierigkeiten bereiten. Es handelt sich bei diesen Erkrankungen um die sog. präsenilen spongiösen Enzephalopathien, deren Hauptvertreter die Jakob-Creutzfeldtsche Erkrankung ist. Durch Überimpfung von Hirngewebe erkrankter Personen auf Tiere konnte die Infektiösität gesichert werden [8, 9]. Das morphologische Bild der Gehirne der erkrankten Tiere entsprach in allen Fällen einer subakuten spongiformen Enzephalopathie. Aufgrund der Inkubationszeit, die gelegentlich 1 Jahr, meist aber Jahre, ja vereinzelt Jahrzehnte betragen kann, wurde die Jakob-Creutzfeldtsche Erkrankung den „Slow-Virus-Infektionen" zugerechnet. Der Begriff wurde von Sigurdson [32] für übertragbare Viruserkrankungen bei Tieren geprägt. Spongiforme Enzephalopathien kommen unter anderem bei Schafen als Scrapie sowie bei Nerzen vor. Die Problematik der spongiösen Enzephalopathien, die ja früher zu den wahrscheinlich genetisch bedingten Demenzen gezählt wurden, da mehrere Mitglieder einer Familie von der Erkrankung befallen sein konnten [23], wurde durch die Kuru-Krankheit aufgedeckt. Bei der Urbevölkerung Neuguineas kommt diese Erkrankung überwiegend bei Jugendlichen und Frauen vor, mit Wahrscheinlichkeit wurde sie durch Verspeisung der Gehirne Verstorbener übertragen. Es steht heute fest, daß zwischen Kuru und Jakob-Creutzfeldtscher Erkrankung pathogenetische Beziehungen bestehen, auch wenn die klinischen und morphologischen Befunde sich nicht völlig gleichen. Kuru unterscheidet sich morphologisch durch das zusätzliche Auftreten eigenartiger Plaques mit einer radiären Randstrahlung.

Morphologie

Makroskopisch besteht eine ausgeprägte Rindenatrophie mit einer mäßigen Ventrikelerweiterung. Gelegentlich werden darüber hinaus das Striatum, das Kleinhirn und das Rückenmark bevorzugt befallen als kortiko-striale, kortiko-spinale, kortiko-striato-spinale oder kortiko-striato-zerebelläre Form [33]. In manchen Fällen fällt schon makroskopisch eine schwammige Beschaffenheit der grauen Substanz auf.

Lichtmikroskopisch steht ein ausgedehnter Untergang der Nervenzellen im Vordergrund (Abb. 3a). Mitunter werden geschwollene chromatolytische Nervenzellen beobachtet, die den Pickschen Zellen ähneln, aber keine argentophilen Kugeln enthalten. Im Vordergrund des Bildes steht die spongiöse Veränderung des Neuropils in Form von kleinen rundlichen bis ovoiden Vakuolen sowie eine hochgradige Proliferation von protoplasmatischen und fibrillären Astrozyten (Abb. 3b). Neurofibrillenveränderungen und senile Drusen gehören nicht zum Bild der spongiösen Enzephalopathien. Gelegentlich findet man, insbesondere bei Befall des Kleinhirnes, amyloidhaltige Plaques, die den sog. Kuru-Plaques entsprechen und auch Ähnlichkeit mit den senilen Drusen haben. Übergangsformen zwischen den Kuru-Plaques und den senilen Drusen der Alzheimerschen Erkrankung sind beobachtet worden, insbesondere bei der Variante der spongiösen Enzephalopathien, die zwischen der Jakob-Creutzfeldtschen Erkrankung und der Kuru-Erkrankung liegt und als Gerstmann-Sträussler-Scheinker-Syndrom beschrieben wurde. Hier ist eine starke familiäre Belastung durch mehrere Generationen bekannt [26, 30]. An einem Fall gelang Tateishi die Übertragung auf Mäuse [27].

In zwei von 16 Fällen ist es gelungen, bei Übertragung von Hirngewebe von Alzheimer Patienten eine Erkrankung mit den morphologischen Merkmalen einer spongiösen Enzephalopathie hervorzurufen [10]. Es stellt sich somit die Frage, ob es sich bei der Alzheimerkrankheit auch um eine Slow-Virus-Infektion handelt. Trotz der infektiösen Genese der Jakob-Creutzfeldtschen Erkrankung fehlen die entzündlichen Infiltrationen im Zentralnervensystem.

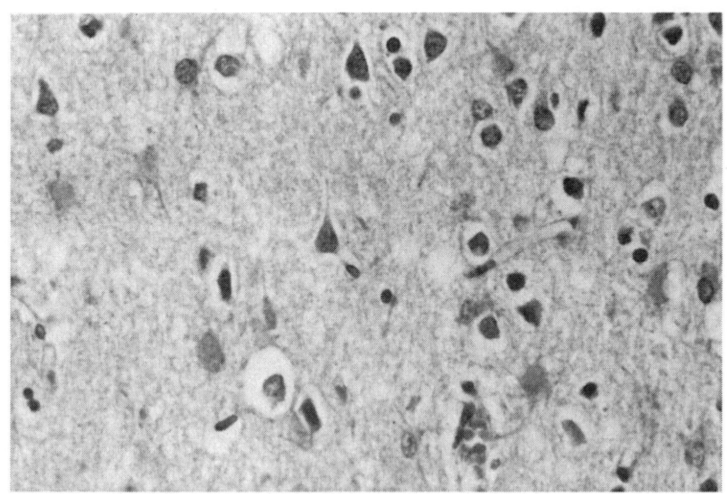

Abb. 3a. Jakob-Creutzfeldtsche Erkrankung. Untergang von Nervenzellen, spongiöse Gewebsauflockerung des Neuropils.

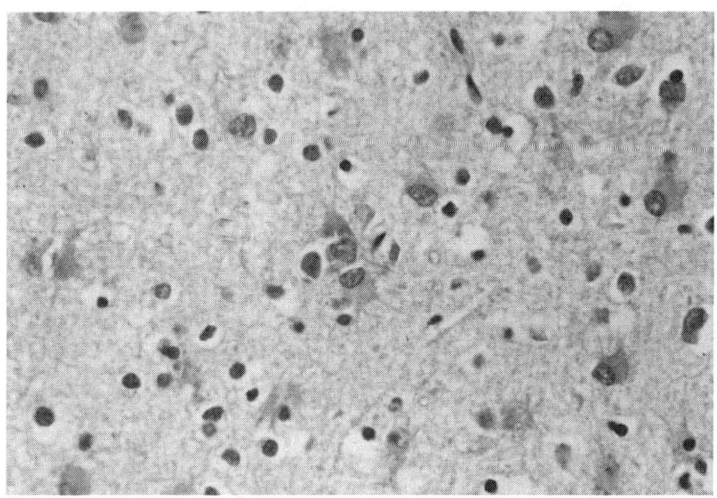

Abb. 3b. Spongiöse Gewebsauflockerung, ausgeprägte Proliferation der Astrozyten. HE, je × 300

AIDS

Eine erst in jüngster Zeit entdeckte Viruserkrankung kann sich klinisch am Zentralnervensystem manifestieren.

Bei dem erworbenen Immunmangelsyndrom (AIDS) erfolgt eine Infektion mit dem Human T Lymphotropicvirus Type III kurz als HTLV-III oder HIV (menschliches Immunschwächevirus) bezeichnet. Nachdem man entdeckt hatte, daß das HIV in die Gruppe der Lentiviren gehört, überraschte die schnell anwachsende Literatur über die Schäden am Hirn und Rückenmark bei AIDS nicht. Die Lentiviren haben eine direkte Affinität zu den Zellen des Zentralnervensystems. Nach einer Infektion mit Lentiviren muß man beim Menschen mit einer langen Inkubationszeit über mehrere Jahre rechnen [21].

Viele AIDS-Patienten zeigen schon in einem frühen Stadium ihrer Krankheit alle Zeichen einer Demenz mit folgenden Symptomen: Müdigkeit, Ängstlichkeit, Depressionen, Hypochondrie, Reizbarkeit, verminderte emotionale und affektive Kontrolle, Dysphorie, verminderte Konzentration, Verlust der Initiative, Nachlässigkeit, mangelnder Überblick, Vergeßlichkeit, regelrechte Denkfehler, Fehlhandlungen und anderes mehr. Die Senkung des Persönlichkeitsniveaus kann bis zur Apathie fortschreiten. Selbst psychoseartige Verwirrungszustände sowie epileptische Anfälle werden beobachtet. Für den ganzen Komplex wurde der Begriff AIDS Demenz Komplex eingeführt (ausführliche Literatur bei 21).

Im Computertomogramm und im Kernspintomogramm läßt sich eine globale Hirnatrophie nachweisen mit Verschmälerung der Hirnrinde und Erweiterung des Ventrikelsystems, die innerhalb weniger Monate entstehen kann [6].

Morphologie

Makroskopisch fällt eine mehr oder weniger stark ausgeprägte globale Atrophie des Gehirnes auf.

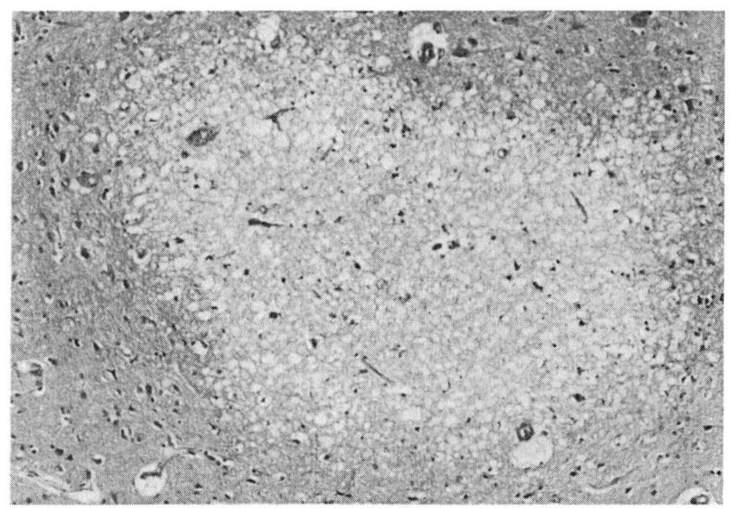

Abb. 4. AIDS. Großhirnrinde mit spongiöser Auflockerung des Gewebes. Atrophie der Nervenzellen. HE, × 150

Die histologische Untersuchung des Gehirnes ergibt eine breite Palette der Veränderungen. Zahlreiche Argumente sprechen dafür, daß das Virus imstande ist, eine direkte Enzephalitis hervorzurufen. Durch Übertragung von Hirngewebe erkrankter Patienten auf Schimpansen wurde der Verdacht erhärtet. Häufig wird eine vakuolige Degeneration der grauen Substanz beobachtet (Abb. 4). Die Nervenzellen können in Gruppen untergehen. Immer wieder finden sich Lymphozyteninfiltrate (Abb. 5). Ferner lassen sich disseminierte Gewebsnekrosen (Abb. 6) sowie Entmarkungen nachweisen. Darüber hinaus hat man eine direkt dem Virus zugeschriebene akute Meningitis beobachtet sowie vaskulitische Veränderungen. Häufig wird das Zentralnervensystem jedoch auch von opportunistischen Infektionen befallen wie zum Beispiel Infektionen mit *Toxoplasma gondii,* den verschiedensten Arten von Pilzen, Bakterien sowie spezifischen Entzündungen (Syphilis, Tuberkulose).

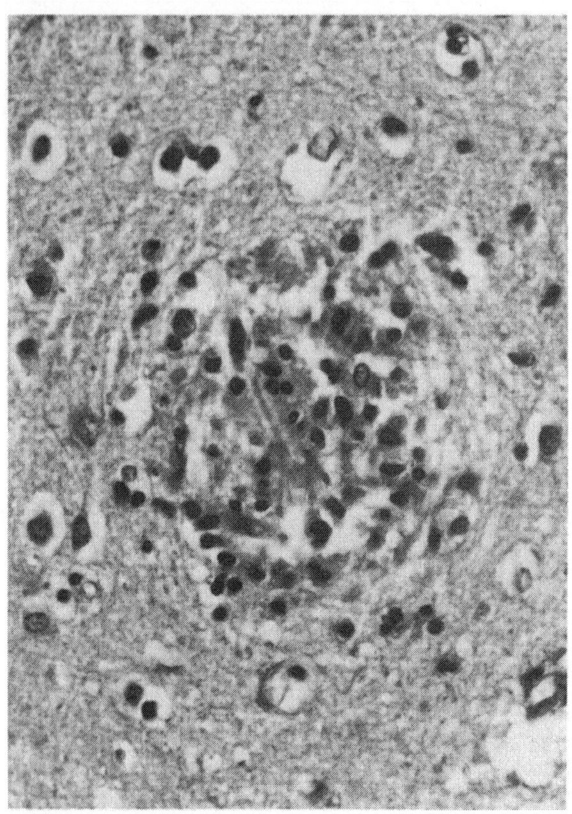

Abb. 5. AIDS. Großhirnrinde mit perivaskulärer Lymphozyteninfiltration und Gliaproliferation. HE, × 300

Bei Erkrankungen des hämopoetischen Systems können spontane intrazerebrale Blutungen auftreten. In etwa 10 Prozent der AIDS-Fälle wurden im Schrifttum maligne Lymphome beschrieben. Das bei AIDS-Patienten vermehrt auftretende Kaposi-Sarkom scheint nur in seltenen Fällen in das Gehirn zu metastasieren.

16

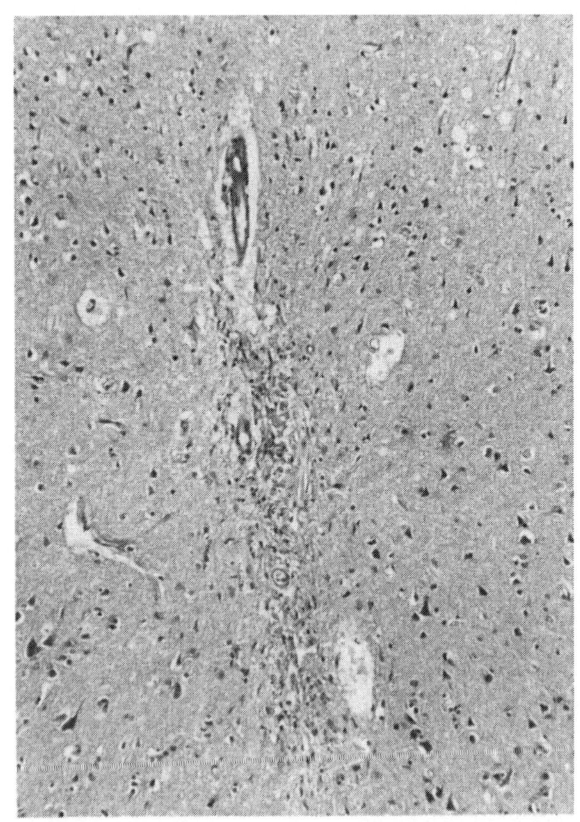

Abb. 6. AIDS. Großhirnrinde mit Gewebsnekrose, Proliferation von stäbchenförmigen Mikrogliazellen und Gliazellen. Atrophie der Nervenzellen. HE, × 150

Systematrophien

Der Hauptvertreter der mit Demenz einhergehenden Systematrophien ist der Morbus Pick. Die Angaben über die Häufigkeit der Erkrankung schwanken, sie ist sicher seltener als die Alzheimersche Erkrankung. Klinisch steht die progrediente Demenz im Vordergrund, die vielfach mit Störungen im sozialen Verhalten mit mangelndem Taktgefühl, Enthemmungszeichen und Persönlichkeitsveränderungen beginnt. Das Erkrankungsalter liegt zwischen dem 40. und 60. Lebensjahr, wobei aber Erkrankungsfälle in früherem [17] und späterem Alter beschrieben werden [27]. Der durchschnittliche Krankheitsverlauf beträgt sieben Jahre. Kombinationen mit der Alzheimerschen Krankheit, mit der striato-nigralen Degeneration, der Chorea Huntington, der myatrophischen Lateralsklerose und anderen degenerativen Erkrankungen kommen vor.

Morbus Pick

Morphologie

Makroskopisch sind im allgemeinen die Temporallappen bevorzugt von der Atrophie betroffen. Es folgen Frontal- und Parietallappen. Die Zentralregion und die Occipitallappen sind ausgespart. Gelegentlich findet sich ein bevorzugter Befall des limbischen Systems.
Mikroskopisch erkennt man in der grauen Substanz einen starken Ganglienzellausfall. Die erhaltenen Nervenzellen zeigen häufig Zellschrumpfung sowie einen feinkörnigen Zerfall. Im Vordergrund des Bildes stehen Nervenzellschwellungen, die sog. Pick-Zellen. In den Neuronen des Ammonshornes und des Gyrus hippocampalis findet man in Nervenzellen argentophile Einschlüsse, die sog. Silberkugeln oder Pickkörper, die erstmals von Alzheimer beschrieben wurden. Man weiß heute, daß diese Veränderungen nicht pathognostisch für die Picksche Erkrankung sind, sondern auch bei anderen systemischen Atrophien zu beobachten sind.
Bei dem Morbus Pick kann man gelegentlich Alzheimersche Neurofibrillenveränderungen und senile Plaques nachweisen. Anstelle der untergegangenen Nervenzellen findet sich in der grauen Substanz eine Vermehrung von Astrozyten und von Gliafasern. Da der Nervenzelluntergang nicht vollständig durch Glia ersetzt wer-

den kann, entsteht auch bei dem Morbus Pick eine spongiöse Auflockerung der grauen Substanz.

Bei der Pickschen Erkrankung kann es gelegentlich zu einer Atrophie des Nucleus caudatus kommen, wie man es besonders ausgeprägt bei der Huntingtonschen Chorea kennt. Klinisch stehen hier die Muskelzuckungen mit einer progredienten Demenz und zunehmenden Sprachstörungen im Vordergrund.

Chorea Huntington

Morphologie

Makroskopisch fällt die ausgeprägte Atrophie des Nucleus caudatus auf mit einer entsprechenden Erweiterung der Vorderhörner der Seitenventrikel. Der atrophische Prozeß geht aber auch auf das Putamen und auf das Pallidum sowie auf die Großhirnrinde über, was die die extrapyramidal-motorischen Störungen begleitenden Demenzsymptome erklärt. Histologisch steht der Untergang der kleinen Nervenzellen im Neostriatum im Vordergrund bei nur geringer Lichtung des Bestandes der großen Neurone. Es liegt eine lebhafte Astrozytenvermehrung mit einer entsprechenden Fasergliose vor [27]. Der atrophisierende Prozeß greift auf das Pallidum, den Nucleus ruber, die Substantia nigra über mit einer Verminderung des Nervenzellbestandes.

Parkinsonsche Erkrankung

Der Vollständigkeit halber sei bei den Systematrophien auch die Parkinsonsche Erkrankung erwähnt, bei der klinische Demenz, organisches Psychosyndrom und Psychosen zunehmend häufiger beobachtet werden.

Diese Symptome werden als Folge einer Hirnatrophie sowie unter anderem auf das Zusammentreffen mit anderen Krankheiten wie zum Beispiel Morbus Alzheimer bezogen [19].

Morphologie

Makroskopisch fällt eine ausgeprägte Abblassung der Substantia nigra auf. Charakteristisch sind die histologisch nachweisbaren intrazellulären Einschlüsse, die sog. Lewy-Bodies in den Nervenzellen der Substantia nigra. Nach Untergang der Neurone bleibt das freigewordene Melanin im Gewebe liegen und wird langsam von sog. stäbchenförmigen Mikrogliazellen abgebaut.

Vaskuläre Demenzen

Klinisch wurden die zerebro-vaskulären Ursachen von Abbauprozessen im höheren Lebensalter oft überbewertet. Jellinger und Grisold [19] wiesen nach, daß die Auswertung klinischer Diagnosen in der Vor-CT-Aera in 37,8 Prozent zerebrale Gefäßprozesse, davon fast ⅔ vaskuläre Demenzen ergab. Bei der morphologischen Untersuchung der Fälle zeigte sich, daß nur 17 Prozent zerebro-vaskuläre Prozesse ausmachten, während die Mehrzahl der Fälle der Alzheimerschen Erkrankung zuzurechnen war. Damit war die Frequenz nichtvaskulärer Demenzen fast doppelt so hoch als erwartet. Nach Paal [25] bieten etwa 4–8 Prozent der Bevölkerung jenseits des 65. Lebensjahres ein dementielles Syndrom aufgrund einer zerebro-vaskulären Insuffizienz.
Nach Dorndorf und Gänshirt [4] ist die zerebro-vaskuläre Insuffizienz definiert als „lokaler oder generalisierter Zustand der zerebralen Durchblutung, in dem der Energiebedarf des Gehirnes unter dem Einfluß einer physiologischen Streßsituation nicht mehr gedeckt werden kann". Bei der vaskulären Demenz kommt es zur Schädigung einer zuvor intakt gewesenen Intelligenz mit Verlust an gerichtetem Antrieb, Initiative und Fähigkeit, komplexe Handlungen auszuführen sowie einer Entdifferenzierung der Persönlichkeit [7]. Der Verlauf der Erkrankung ist chronisch progredient und irreversibel.

Morphologie

Makroskopisch und histologisch findet sich ein breites Spektrum der Veränderungen.

In etwa 20 Prozent aller Demenzen im höheren Lebensalter handelt es sich um das Multiinfarkt-Syndrom. Bei der makroskopischen Untersuchung findet man mehrere größere sowie multiple kleine Infarkte. Zwischen dem Grad der Demenz und der Größe der vaskulären Gewebsdefekte bestehen gute Korrelationen. Daneben beobachtet man gelegentlich eine generalisierte Hirnatrophie mit Ventrikelerweiterung. Ferner kann man bei der arteriosklerotischen Enzephalopathie Mikroinfarkte im Sinne eines Status lacunaris in den Stammganglien und in dem periventrikulären Marklager finden. Die Veränderungen können zu einer Ventrikelerweiterung bei intakter Rinde führen.

Die granuläre Hirnatrophie ist eine selten vorkommende Form zerebro-vaskulärer Prozesse, die mit einer progressiven Demenz einhergeht. Hier finden sich in der Rinde multiple Mikroinfarkte, die der Rinde ein fein-höckeriges Aussehen verleihen.

Hochdruck-Enzephalopathie

Bei der Hochdruck-Enzephalopathie kommt es neben multiplen Infarkten zu einem Status cribrosus. Die Kriblüren finden sich doppelseitig symmetrisch im lateralen unteren Putamen. Die Hohlräume sind flüssigkeitsgefüllt und enthalten ein zentrales Gefäß. Ferner findet man kleine Blutungen. Eine Sonderform stellt die subkortikale Enzephalopathie Binswanger dar. Morphologisch finden sich multiple diffuse und fokale Entmarkungen, Blutungen, Lakunen sowie kleine Infarkte und Defekte in Stammganglien und im subkortikalen Marklager, während die Rinde intakt bleibt [3]. Neben der schweren Arteriosklerose der basalen Hirngefäße findet sich eine ausgeprägte Fibrose der Tunica media der kleinen Arterien in der weißen Substanz, die in der Binswanger'schen Enzephalopathie stärker ausgeprägt ist als bei den übrigen Hochdruckformen.

Kongophile Angiopathie

Eine weitere Gefäßerkrankung stellt die kongophile Angiopathie dar, die gelegentlich ohne eine Alzheimersche Erkrankung vorkommt. In seltenen Fällen kann sie Ursache von Massenblutungen sein. Gelegentlich besteht eine Kombination von Amyloid-Angiopathie und Hochdruck-Angiopathie, wobei Mikroaneurysmen mit Kugelblutungen vorkommen können. Als seltene Demenzursache kann es bei generalisierten Vaskulitiden zu einem Befall der Hirngefäße mit Gewebsuntergängen als Folge thrombosierender Mikroangiopathien kommen. Die Stadien des Gewebsunterganges und -abbaues als Folgen der verschiedenen Gefäßprozesse sind im wesentlichen identisch, sie können hier nicht besprochen werden (siehe ausführliche Beschreibung bei 3, 5).

Lenkodystrophien

Die im Erwachsenenalter auftretenden metabolisch bedingten Demenzen, wie z. B. die ortho- oder metachromatische Leukodystrophie oder die Adrenoleukodystrophie sind seltene Erkrankungen. Im Gehirn liegen diffuse Entmarkungsprozesse vor unter Bevorzugung des Centrums semiovale. Als Endstadium bleibt ein dichter Gliafaserfilz. Die Beschreibung der verschiedenen Formen sowie der biochemischen Veränderungen bei den Leukodystrophien überschreiten den Rahmen dieser Arbeit bei weitem.

Zusammenfassung

Die hier aufgezeigten morphologischen Befunde sind nur ein Teil der möglichen Veränderungen. Sie sollen auf die Vielfalt der Prozesse im zentralen Nervensystem hinweisen, die im Erwachsenenalter, insbesondere im Präsenium und im Senium auftreten und mit einer Demenz einhergehen.
Als Schwerpunkte wurden dabei die Alzheimersche Erkrankung sowie die durch Viren verursachten Demenzen herausgestellt.

Literatur

1. Ball MJ (1978) Topographic distribution of neurofibrillary tangles and granulovacuolar degeneration in Hippocampal cortex of aging and demented patients. A quantitative study. Acta Neuropath 42: 73–80
2. Brody H (1955) Organisation of the cerebral cortex. III A study of aging in the human cerebral cortex. J Comp Neurol 102: 511–556
3. Cervòs-Navarro J (1980) Gefäßerkrankungen und Durchblutungsstörungen des Gehirnes. In: Pathologie des Nervensystems I, (Ed. G. Ule) Springer, Berlin Heidelberg New York, S 1
4. Dorndorf W, Gänshirt H (1972) Die Klinik der arteriellen zerebralen Gefäßverschlüsse. In: Gänshirt H (Hrsg) Der Hirnkreislauf. Thieme, Stuttgart, S 465
5. Ebhardt G (1987) Pathologische Anatomie des akuten Hirninfarktes. In: Hartmann A, Wassmann H (Hrsg) Hirninfarkt Ätiologie, Diagnose, Prophylaxe, Therapie. Urban u. Schwarzenberg, München Wien Baltimore, S 1
6. Farthing ChF, Brown SE, Staughton RCD, Cream JJ, Mühlemann M (1986), AIDS, ist ed. Schwer, Stuttgart
7. Foerster K, Regli F (1980) Zur Ätiologie dementieller Syndrome. Fortschr Neurol Psychiat 48: 207–210
8. Gajdusek DC, Gibbs CJ jr (1971) Transmission of two subacute spongiform encephalopathies of man (kuru and Creutzfeldt-Jakob desease) to new world monkeys. Nature (London) 230:588–591
9. Gibbs CJ jr, Gajdusek DC (1972) Isolation and characterization of the subacute spongiform virus encephalopathies of man: kuru and Creutzfeldt Jakob disease. J Clin Pathol (London) 25, Suppl 84
10. Gullotta F (1985) Neuropathologie der hirnatrophischen Prozesse im Präsenium und Senium, Nervenheilkunde 4:91–94
11. Haug H (1984) Alterungsprozesse im Gehirn. Morphometrische Methoden ermöglichen neue Einblicke. Umschau 14/15, 455–458
12. Haug H (1985 a) Gibt es Nervenzellverluste während der Alterung in der menschlichen Hirnrinde? Ein morphometrischer Beitrag zu dieser Frage. Nervenheilkunde 4:103–109
13. Haug H (1985 b) Are neurons of the human cerebral cortex really lost during aging; A morphometric examination. In: Traber J, Gispen WH (ed), Senile Dementia of the Alzheimer Type, Springer, Berlin Heidelberg
14. Haug H (1986) Die individuelle Variation der Anzahl der Neuronen im menschlichen Cortex. In: Verh Anat Ges 80, S 857–858, VEB Gustav Fischer Verlag Jena, DDR
15. Henderson G, Tomlinson BE, Gibson PH (1980) Cell count in human cerebral cortex in normal adults throughout life using image analyzing computer. J Neurol Sci 46: 113–117
16. Hirano A, Llena JF (1983) Degenerative Diseases of the Central Nervous System. In: Rosenberg RN (ed) The Clinical Neurosciences. Schochet, SS

(Ass ed) Section III Neuropathology Churchill Livingstone New York Edinburgh London Melbourne

17. Hori A, Volles E, Witzke R, Spaar FW (1983) Pick's disease of early onset with neurologic symptomatology, rapid course, and nigral-striatal degeneration. Clinical Neuropathology 2: 8–15

18. Ishii T, Haga S (1976) Immuno-electron microscopic localization of immunglobulins in amyloid fibrils of senile plaques. Acta Neuropath 36: 243–249

19. Jellinger K, Grisold W (1982) Zur Morphologie der sogenannten hirnatrophischen Prozesse. In: Med. Abt. d. Troponwerke Köln (Hrsg) Das ärztliche Gespräch 34: 55–82

20. Jellinger K, Grisold W, Vollmer R (1983) Hirnatrophie bei Morbus Parkinson und (prä)seniler Demenz. In: Schnaberth G, Pateisky K (Hrsg) Fortschritte der klinischen Neurologie, Thieme, Stuttgart New York

21. Koch MG (1987) AIDS. Vom Molekül zur Pandemie. Spektrum der Wissenschaft Heidelberg

22. Kosaka K, Iizuka R, Mizutani Y, Kondo T, Nagatsu T (1981) Striatonigral Degeneration Combined with Alzheimer's Disease. Acta Neuropathol (Berl) 54: 253–256

23. Kovanen J, Tiilikainen A, Haltia M (1980) Histocompatibility antigens in familial Creutzfeldt-Jakob disease. J Neurol Sci 45: 317–321

24. Mehraein P, Dietl H, Tanabe T (1976) Morphometrische Befunde bei Morbus Alzheimer. Zbl allg Path 120: 544–545

25. Paal G (1984) Klinik der arteriellen Hirndurchblutungsstörungen. In: Paal G (Hrsg) Therapie der Hirndurchblutungsstörungen. Edition Medizin Weinheim, Deerhield Beach, Florida Basel, S 87

26. Peiffer J (1982) Gerstmann-Sträussler's disease, atypical multiple sclerosis and carcinomas in a family of sheepbreeders. Acta Neuropathol 56: 87–92

27. Peiffer J (1984) Neuropathologie. In: Remmele W (Hrsg) Pathologie Band 4, Springer, Berlin Heidelberg New York Tokyo, S 5

28. Peters G (1970) Klinische Neuropathologie 2. Auflage Thieme, Stuttgart

29. Pogacar S, Rubio A (1982) Morphological Features of Pick's and Atypical Alzheimer's Disease in Down's Syndrome. Acta Neuropathol (Berl) 58: 249–2564

30. Seitelberger F (1962) Eigenartige familiär-hereditäre Krankheit des Zentralnervensystems in einer niederösterreichischen Sippe. Wien Klin Wschr 74: 687–691

31. Shortridge BA, Vogel FS, Burger PC (1985) Topographic relationship between neurofibrillary change and acetylcholinesterase rich neurons in the upper brain stem of patients with senile dementia of the Alzheimer's type and Down's syndrome. Clinical Neuropathology 4: 227–237

32. Sigurdson B (1954) Observations on three slow virus infections of sheep. Maedi Paratuberculosis Rida, a chronic encephalitis of sheep with general remarks on infections which develop slowly an some of their special characteristics. Brit Vet J 110: 341–354

33. Tosi C, Regli F, Wenk J (1980) Die Creutzfeldt-Jakobsche Krankheit, Klinische, epidemiologische, pathogenetische und ätiologische Gesichtspunkte. Fortschr Neurol Psychiat 48: 353–384
34. Trotter JL (1973) Striatonigral degeneration, Alzheimer's disease, and inflammatory changes, Neurology 23: 1211–1216
35. Weller RO (1984) Neuropathology Harvey Miller Publishers Oxford University Press
36. Weller RO, Swash M, McLellan DL, Scholtz CL (1983) Dementia. In: Clinical Neuropathology. Springer, Berlin Heidelberg New York, 243

Epidemiologie und Pathobiochemie dementieller Prozesse primär degenerativer und vaskulärer Genese

L. Frölich und *S. Hoyer*

Epidemiologie der Demenzen

Seit Beginn der 2. Hälfte dieses Jahrhunderts entwickeln sich gewaltige Umschichtungen in der Altersstruktur der Bevölkerungen der hochzivilisierten Industrienationen. Bedingt durch steigende Lebenserwartung und den Geburtenrückgang nimmt der Anteil der Älteren an der Gesamtbevölkerung ständig zu. Zur Zeit sind etwa 15% der Bevölkerung in den Ländern Europas über 65 Jahre alt [26]. Obwohl in Zukunft zumindest in der Bundesrepublik Deutschland mit einem Bevölkerungsrückgang zu rechnen ist, wird der prozentuale Anteil der Älteren an der Gesamtbevölkerung weiter zunehmen [9]. Damit wird auch die Zahl der Personen steigen, welche von Alterskrankheiten, insbesondere des Herz-Kreislaufsystems und des Gehirnes, betroffen sind. Dies wird die Gesundheitsdienste, die Einrichtungen der Altenhilfe und die betroffenen Familien vor große Probleme stellen [28]. Unter den Alterskrankheiten des Gehirnes nehmen die Demenzen primär degenerativer und vaskulärer Genese einen besonderen Rang ein. Rund 90% aller primären Demenzen entfallen auf die beiden zahlenmäßig herausragenden Gruppen „Demenz vom Alzheimer Typ" (DAT) und „Demenz vom vaskulären Typ" (DVT). Die DAT herrscht mit 60 bis 70% vor, die DVT macht 20 bis 30% aus, und eine gemischte Gruppe liegt bei 15 bis 20% [41, 65, 66].

Um einen Eindruck vom Versorgungsbedarf zu bekommen, welcher in der Bevölkerung im mittleren und höheren Lebensalter aufgrund von Demenzerkrankungen besteht, wurden in mehreren Ländern eine Reihe von Feldstudien durchgeführt. Hierbei wurden Morbiditätsraten anhand von Stichproben ermittelt, die für die Bevölkerung in diesen Lebensphasen repräsentativ und nicht vom Umfang des Versorgungsangebotes oder der Inanspruchnahme beeinflußt waren [11, 43, 45, 50, 51]. Bestimmt wurden die Prävalenzen, d. h. die Diagnosehäufigkeiten zu einem bestimmten Zeitpunkt bezogen auf die Population. Nicht alle epidemiologischen Untersuchungen waren vom methodologischen Ansatz her vergleichbar, jedoch fand sich bei den zitierten Studien eine bemerkenswerte Übereinstimmung der Resultate. Für die mittelschweren und schweren Fälle von Demenz, Verwirrtheitszuständen und vergleichbaren exogenen Psychosen fand sich eine Gesamtprävalenz in der über 65jährigen Bevölkerung zwischen 5 und 8 Prozent. In diesem Stadium der Krankheit ist eine selbständige Lebensführung zumeist nicht mehr möglich und damit im allgemeinen auch eine Unterbringung in Institutionen erforderlich, wodurch eine vergleichsweise einfache diagnostische Klassifizierung möglich ist. Trotzdem sind die Übereinstimmungen auffällig, da die Untersuchungen in verschiedenen Ländern zu unterschiedlichen Zeiten und mit unterschiedlichen diagnostischen Verfahren durchgeführt wurden. Über die Prävalenz der präsenilen Demenzen, d.h. im Alter von unter 60 Jahren, ist bislang wenig bekannt. Quantitativ tragen sie zur Bedeutung der Demenzen kaum bei, da sich die Prävalenzraten in einer Größenordnung von weniger als 0,1 Prozent bewegen. Für morphologische und pathobiochemische Untersuchungen erwecken sie jedoch besonderes Interesse. Bei der Betrachtung der leichten Demenzen zeigt sich eine wesentlich geringere Übereinstimmung in den Studienergebnissen. Die Prävalenzraten in der Bevölkerung über 65 Jahre variieren zwischen 5 und 20 Prozent, was auf eine sehr heterogene Gruppenzusammensetzung hindeutet. Diagnostisch schwierig ist dabei die Abgrenzung beginnender Demenzen von leichten Verlaufsformen, von vorbestehenden intellektuellen Beeinträchtigungen und von funktionellen psychischen Störungen. Nach Katzman [44] ist die Prävalenz milder Demenzen mit 11 Prozent der Altenbevölkerung zu veranschlagen. Bei der Untersuchung der Altersabhängigkeit der Demenzen zeigte sich ein interessantes Phänomen. Mit wachsendem Lebensalter steigt die Prävalenz steil an. Bis zu einem Alter von 74 Jahren beträgt der Anteil weniger als 5 Prozent, um dann auf 20 bis 30 Prozent bei über 85jährigen anzusteigen. Wegen der gestiegenen Lebenserwartung älterer Menschen und dem dadurch bedingten Anstieg der Zahl sehr alter Menschen gewinnt diese Prozentzahl auch eine quantitative Bedeutung.

Inzidenzen

Um die Auftretenswahrscheinlichkeit und das Vorhandensein von Risikofaktoren in der Bevölkerung abschätzen zu können, kann nicht allein auf Prävalenzstudien zurückgegriffen werden, da die Prävalenz nicht nur durch die Anzahl der Neuerkrankungen, sondern vor allem durch die Krankheitsdauer determiniert wird. Die Bestimmung der Inzidenz, d. h. die Häufigkeit des Neuauftretens einer Erkrankung in einem bestimmten Zeitraum in der Population, stößt aber auf wesentlich größere methodische Probleme. Inzidenzraten sind nur durch aufwendige Längsschnittuntersuchungen an umfangreichen Stichproben zu ermitteln. Die Art der Diagnoseermittlung ist eine wesentliche Einflußgröße. Neuerkrankungen, die über den Erstkontakt mit einer Behandlungs- oder Versorgungseinrichtung registriert werden, bilden keine verläßliche Grundlage für die Abschätzung des Erkrankungsrisikos. Die Selektionsfaktoren, welche dazu beitragen, daß medizinische Hilfe in Anspruch genommen wird oder nicht, sind weitgehend unbekannt. Außerdem ist der Krankheitsprozeß in der Regel bei dem Erstkontakt mit einer medizinischen Einrichtung schon weit fortgeschritten [6]. Die so ermittelte Behandlungsinzidenz schwankte zwischen 1,9 und 3,5 pro 1000 der über 65jährigen im Jahr. Hierbei stieg die Inzidenz von etwa 1 pro 1000 bei 60 bis

28

Tabelle 1. Prävalenz und Inzidenz dementieller Prozesse in der Bevölkerung im mittleren und höheren Lebensalter:

Befunde aus Felduntersuchungen

Autoren	Gebiet	Alters-gruppe	Stich-probe	Grad des dementiellen Prozesses	
				schwer oder mittel-schwer	leicht
Prävalenz (in %)					
NY State Dept of Mental Hygiene (1961) [50]	Syracuse, NY	65 +	1805	6,8	–
Nielsen (1962) [51]	Samsö, DAN	65 +	978	5,9	15,4
Kay et al. (1970) [45]	Newcastle, UK	65 +	443	5,6	5,7
Kaneko (1975) [43]	Japan	65 +	228	14,0	21,9
Cooper & Cosna (1983) [11]	Mannheim, FRG	65 +	519	6,0	5,4
Inzidenz (in %)					
Bergman et al. (1971) [5]	Newcastle, UK	60 +		1,5	
Hagnell et al. (1982) [29]	Lundby 1, SWE	60 +		1,6	
	Lundby 2, SWE	60 +		1,1	
Nielsen et al. (1982) [52]	Samsö, DAN	60 +		1,2	

69jährigen auf durchschnittlich rund 10 pro 1000 bei den über 80jährigen im Jahr [1, 31].

Tendenziell überwogen die Inzidenzraten der Männer die der Frauen. Das tatsächliche Erkrankungsrisiko konnte in Feldstudien als wesentlich höher ermittelt werden. In Newcastle upon Tyne fand sich eine jährliche Inzidenzrate von 1,5 Prozent [5]. In der Lundby-Studie, die den Zeitraum von 1947 bis 1972 umfaßt, ergab sich für den ersten Untersuchungszeitraum eine Jahresinzidenz von 1,6 Prozent und für den zweiten Zeitraum eine Jahresinzidenz von 1,1 Prozent [29]. Auf der dänischen Insel Samsö

erkrankten jährlich 1,2 Prozent der älteren Einwohner an einer
Demenz [52]. Das wesentliche Resultat aller Inzidenzstudien ist
die enge Abhängigkeit des Erkrankungsrisikos vom Lebensalter.
Die Befunde deuten dabei auf ein exponentiell anwachsendes
Erkrankungsrisiko bis zum Ende der Lebensspanne hin. Eine
Diskontinuität in den altersspezifischen Inzidenzen, welche auf
von einander unabhängige Krankheitsprozesse bei senilen und
präsenilen Demenzen deuten könnte, ließ sich nicht beobachten.
Aus dem Vergleich der Inzidenzraten der zwei Untersuchungszeit-
räume der Lundby-Studien ergab sich eine interessante Hypothese. Die Abnahme der Inzidenzrate der Jahre 1947 bis 1957 von
1,6 Prozent auf 1,1 Prozent für die Jahre 1957 bis 1972 ließ den
Schluß zu, daß verbesserte Lebensbedingungen einen Einfluß auf
das Erkrankungsrisiko haben [29]. Jedoch gelang es bisher nicht,
Indikatoren unterschiedlicher Lebensbedingungen ausfindig zu
machen, welche mit dem Erkrankungsrisiko in Zusammenhang
stehen. Daher bedarf diese Hypothese noch weiterer Bestätigung.

Pathobiochemie der Demenzen

Umfangreiche frühere Untersuchungen an undifferenzierten,
meist chronisch Dementen haben oft ein erhebliches Ausmaß an
Reduktionen von Durchblutung und Stoffwechselparametern des
Gehirnes gezeigt (Übersicht bei 35). Bei der Differenzierung primärer Demenzen in solche vom degenerativen und vaskulären
Typ ließen sich dann aber Unterschiede in den zerebralen Durch-
blutungsraten finden: Bei Demenzen auf degenerativer Grundlage war die Durchblutung normal, bei solchen vaskulärer Ursache herabgesetzt [27, 53, 54]. Letztere Untersucher fanden auch
keine Korrelation zwischen Ausmaß der Demenz und Veränderung der Hirndurchblutung bei der degenerativen Form, während
beim vaskulären Typ eine umgekehrte Relation bestand. In eigenen Untersuchungen konnte dann festgestellt werden, daß die
Verteilungskurven von Durchblutung und Stoffwechsel unterschiedlich zwischen degenerativen und vaskulären Demenztypen
verliefen. Die globale Hirndurchblutung und der globale Sauer-

30

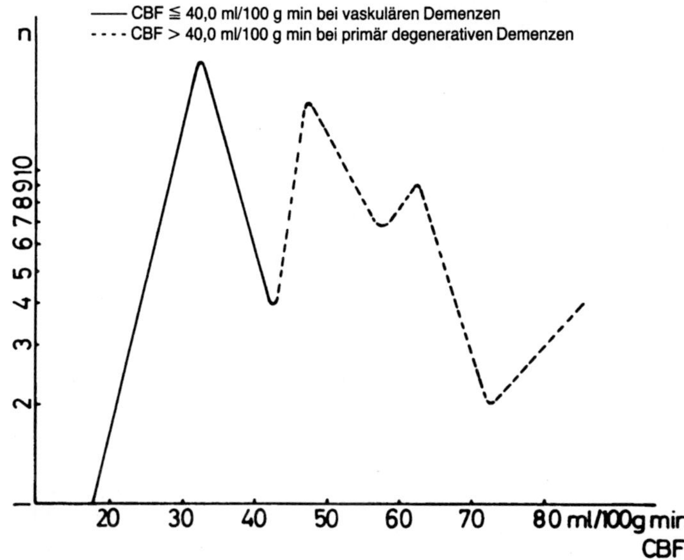

Abb. 1. Verteilungskurve der Hirndurchblutung (CBF) bei 115 dementen Patienten

stoffverbrauch waren im Durchschnitt unverändert bei primär degenerativen Demenzen, bei vaskulären jedoch im Durchschnitt herabgesetzt (Abb. 1, 2). Für den zerebralen Glukoseverbrauch ließ sich ein derartiger Zusammenhang jedoch nicht finden. Hier überlappen sich die Verteilungskurven beider Demenztypen in sowohl niedrigen wie normalen und erhöhten Bereichen der zerebralen Glukoseaufnahme (Abb. 3) [38]. Bei anderen Studien mit Angabe der Krankheitsdauer zwischen 2 und 20 Jahren wurden bei allerdings zum Teil weniger exakt klassifizierten Demenzen die Hirndurchblutung zwischen 27 und 42 ml/100 g · min, der zerebrale Sauerstoffverbrauch bei 1,6 bis 2,8 ml/100 g · min und der zerebrale Glukoseverbrauch bei 2,21 bis 4,16 mg/100 g · min herabgesetzt gefunden. Auch in Untersuchungen ohne Angabe der Krankheitsdauer und Krankheitsschwere mit nur geringem Umfang vorgenommener Klassifikation der Demenztypen war die Hirndurch-

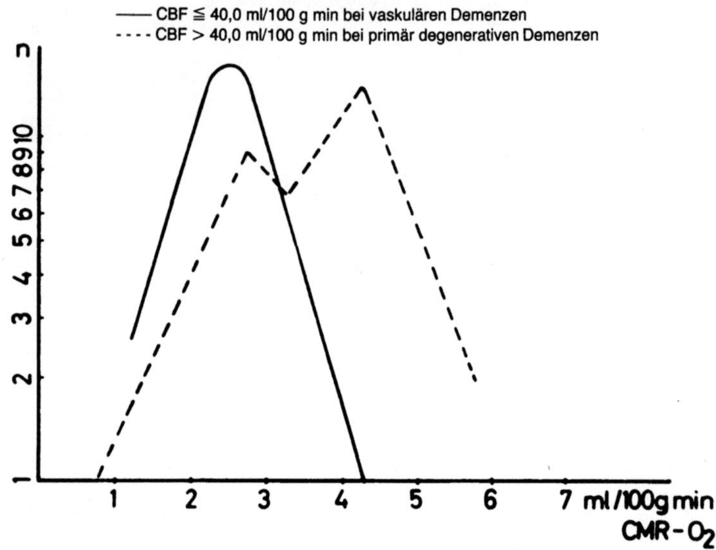

Abb. 2. Verteilungskurven des zerebralen Sauerstoffverbrauchs (CMR-O$_2$) bei 115 dementen Patienten

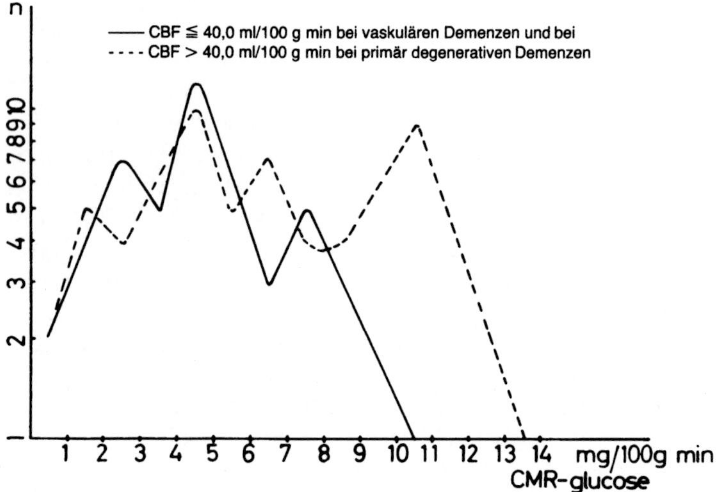

Abb. 3. Verteilungskurven des zerebralen Glukoseverbrauchs (CMR-glucose) bei 115 dementen Patienten

32

blutung erniedrigt auf Werte zwischen 28,8 und 64,4 respektive 50,8 ml/100 g · min. Der zerebrale Sauerstoffverbrauch war herabgesetzt auf 2,04 bis 2,8 beziehungsweise 3,0 ml/100 g · min und der zerebrale Glukoseverbrauch reduziert auf 2,99 bis 3,37 mg/100 g · min (Übersicht bei 36). Diese Werte liegen deutlich unter den als normal beschriebenen Werten der globalen Hirndurchblutung und des globalen oxidativen Stoffwechsels.

Primär degenerative Demenz = Demenz vom Alzheimer Typ (DAT)

Hirndurchblutung und Hirnstoffwechsel

Wird nun nicht nur die Untersuchung zwischen den Demenztypen vorgenommen, sondern wird zusätzlich hinsichtlich Dauer und Schwere der Erkrankung innerhalb der Demenzen differenziert, so ergeben sich weitere charakteristische Veränderungen von Durchblutung und Stoffwechsel des Gehirns. In der Anfangsphase der DAT fanden sich keine Veränderungen der Hirndurchblutung [32, 33, 34] (Abb. 4). In einer Untersuchung mit anderer Methodik kommen Tachibana et al. [64] für die Hirndurchblutung zum gleichen Ergebnis. Ähnlich sind die Ergebnisse einer 7jährigen prospektiven Studie, in der gezeigt werden konnte, daß die Hirndurchblutung bei Patienten mit einer DAT in den zwei Jahren vor Auftreten von Symptomen unverändert normal blieb [60]. Der zerebrale Glukoseverbrauch war mit 4,41 mg/100 g · min bei der DAT deutlich vermindert [32, 33, 34] (Abb. 4). Studien mittels Positronenemissionstomographie und Desoxyglucose-Technik bestätigten, daß der zerebrale Glukosestoffwechsel in frontoparieto-temporalen Regionen des Hirnkortex in besonderem Maße herabgesetzt ist [10, 18, 20, 21]. In einer prospektiven Studie konnten Haxby et al. [30] zeigen, daß Reduktionen in der zerebralen Glukoseaufnahme auftreten, bevor es zu neokortikal vermittelten kognitiven Defiziten kommt. Neurochemische Untersuchungen an Gehirnen von an DAT Verstorbenen ergaben deutliche Reduktionen in den Aktivitäten von Enzymen, die den gly-

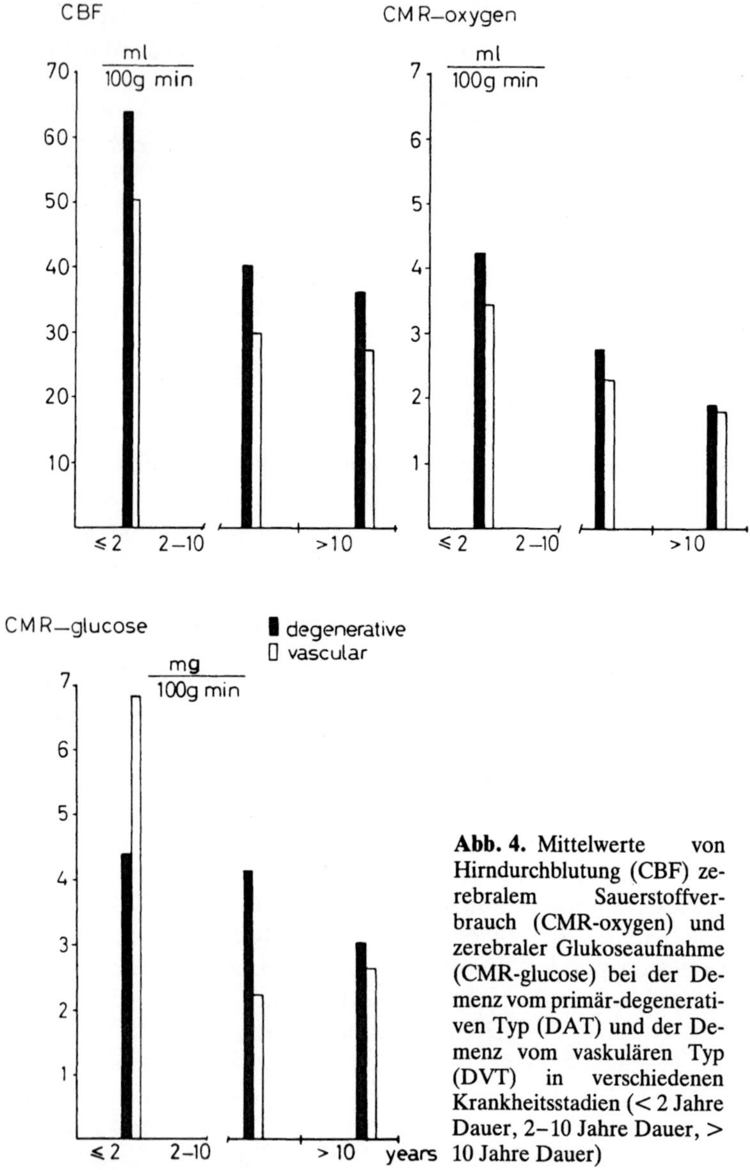

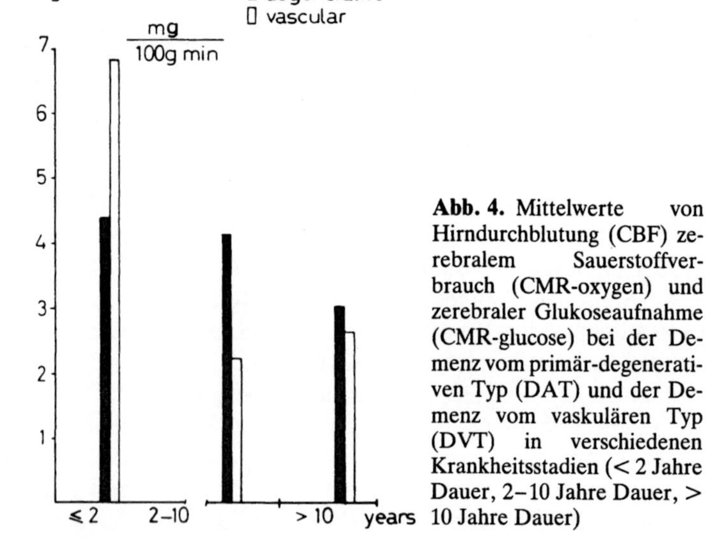

Abb. 4. Mittelwerte von Hirndurchblutung (CBF) zerebralem Sauerstoffverbrauch (CMR-oxygen) und zerebraler Glukoseaufnahme (CMR-glucose) bei der Demenz vom primär-degenerativen Typ (DAT) und der Demenz vom vaskulären Typ (DVT) in verschiedenen Krankheitsstadien (< 2 Jahre Dauer, 2–10 Jahre Dauer, > 10 Jahre Dauer)

kolytischen Fluß beziehungsweise die Pyruvatoxidation kontrollieren. Zwei Gruppen berichteten über eine drastische Abnahme der Phosphofruktokinaseaktivität auf bis zu 19 Prozent des Normalwertes [8, 40] sowie anderer Enzyme des glykolytischen Abbaus. Perry et al. [56] und Sorbi et al. [63] teilten eine herabgesetzte Aktivität des Pyruvatdehydrogenasekomplexes (PDHc) mit. Insbesondere diese Veränderungen dürften eine funktionelle Bedeutung haben, da tierexperimentelle Untersuchungen ergaben, daß Lernen zu einer erhöhten Aktivität des PDHc im Gehirn führt [49] und daß eine Hemmung des PDHc zu Lern- und Gedächtnisdefiziten führt [23]. So dürfte die Einschränkung des glykolytischen Abbaus zu einer Verminderung der Pyruvatbildung führen. Durch die zusätzlich eingeschränkte Oxidation von Pyruvat wird Acetyl-Koenzym A nur in geringem Umfang gebildet, was die Acetylcholinsynthese quantitativ beeinträchtigen wird. Dies konnte experimentell belegt werden [24].

Neurotransmittersysteme

Bei der DAT sind von den Neurotransmittersystemen zumindest folgende drei aszendierende Systeme selektiv geschädigt (Tabelle 2): Das aus dem Nucleus basalis Meynert in den gesamten Hirnkortex und aus dem Nucleus septi medialis beziehungsweise dem Nucleus gyri diagonalis in den Hippocampus projizierende cholinerge System [3, 8, 42, 48]. Weiterhin das aus dem Nucleus locus coeruleus aufsteigende und neben anderen Arealen zum Hippocampus, Septum und Neokortex ziehende noradrenerge System [7, 47]. Als drittes das serotonerge System, das sich aus dem Nucleus raphe dorsalis unter anderem wiederum in den Hippocampus und den Neocortex projiziert [4, 15]. Auf mögliche metabolische Abweichungen im dopaminergen System mit Reduktionen der Konzentrationen von Dopamin und Homovanillinsäure haben Gottfries et al. [25] hingewiesen. Neben diesen „klassischen" Neurotransmittern sind bei der DAT auch Reduktionen einiger Neuropeptide gefunden worden. So fanden sich Verminderungen an Somatostatin im Neokortex und Hippocampus [17, 59] sowie Verminderungen an Corticotropin-releasing factor im

Tabelle 2. Neurotransmitterveränderungen bei der Demenz vom Alzheimer Typ (DAT)

A. Cholinerges System	
1. Verminderung der Zellzahl im Nucleus basalis Meynert	Arendt et al. 1983 [3] Mann et al. 1984 [48]
2. Reduktion der Aktivität des transmittersynthetisierenden Enzyms Cholinacetyltransferase (CAT) sowie der die Transmittervorstufen bereitstellenden Enzyme Pyruvatdehydrogenase complex (PDHc) und Cholinaufnahmesystem (HACU)	Bowen et al. 1979 [8] Perry et al. 1980 [56] Rylett et al. 1983 [61]
3. Reduktion der Aktivität des transmitterabbauenden Enzyms Acetylcholinesterase (ACHE)	Davies 1979 [16]
B. Noradrenerges System	
1. Verminderung der Zellzahl im Nucleus locus coeruleus	Bondareff et al. 1982 [7] Mann 1983 [47]
2. Reduktion der Aktivität des transmittersynthetisierenden Enzyms Dopamin-Beta-Hydoxylase (DBH)	Cross et al. 1981 [13]
3. Reduktion der Transmitterkonzentration	Gottfries et al. 1983 [25]
C. Serotonerges System	
1. Verminderung der Zellzahl im Nucleus raphe dorsalis	Curzio und Kemper 1984 [15]
2. Reduktion der Transmitter- und Metabolitkonzentration	Gottfries et al. 1983 [25] Cross et al. 1984 [14]
D. Dopaminerges System	
1. Keine morphologischen Veränderungen in der Substantia nigra	Ishii 1966 [39]
2. Reduktion der Transmitter- und Metabolitkonzentration	Gottfries et al. 1983 [25]
E. Peptiderge Systeme	
1. Reduktion des Somatostatin	Davies et al. 1981 [17]
2. Reduktion des Corticotropin-releasing factor	DeSouza et al. 1986 [19]

Neokortex [19]. Da die funktionelle Wirkung der Neuropeptide im einzelnen weitgehend ungeklärt ist, ist die Bedeutung dieser Befunde noch nicht abzuschätzen. Allerdings ist bemerkenswert, daß es sich hierbei wie bei den Transmitterstörungen um selektive Veränderungen handelt, da nicht alle Neuropeptide Veränderungen zeigen [20].

Demenz vom vaskulären Typ (DVT)

Hirndurchblutung und Hirnstoffwechsel

Corsellis [12] beschrieb multilokal auftretende kleine Infarkte als charakteristisches Erscheinungsbild bei der Multi-Infarkt-Demenz oder besser bei der vaskulären Demenz. In der Anfangsphase einer DVT bewegen sich die Hirndurchblutung und der Sauerstoffverbrauch im niedrig normalen Bereich [32, 33, 34] (Abb. 4). In einer prospektiven Studie fand sich jedoch, daß die Hirndurchblutung bei DVT schon etwa zwei Jahre vor Einsetzen der Symptomatik abzunehmen begann [60]. Der zerebrale Glukoseverbrauch war in der Anfangsphase einer DVT mit 6,84 mg/100 g · min deutlich erhöht (Abb. 4) [32, 33]. Das mag auf den ersten Blick überraschen. Da jedoch die Untersuchungen in der postischämischen Erholungsphase durchgeführt wurden, in der durchaus normale oder sogar erhöhte Stoffwechselvorgänge ablaufen, läßt sich dieser Befund sowie die von Hoyer gefundenen „normalen" Hirndurchblutungsraten erklären. Im weiteren Verlauf der Erkrankung nehmen Durchblutung, Sauerstoff- und Glukoseverbrauch progressiv ab. In der chronischen Phase ist dann ein Niveau erreicht, das für die genannten Parameter bei 50 bis 60 Prozent der Norm liegt. Eine Differenzierung verschiedener Demenztypen ist dann nicht mehr möglich [32, 33, 55]. In den durch Mikrozirkulationsstörungen geschädigten Hirnarealen treten metabolische Veränderungen vielfältiger Art auf. Mit der Ischämie kommt es zu einem Stillstand oxydativer und Energie produzierender Prozesse. Die Konzentration von Kreatinphosphat und ATP fallen drastisch ab [46, 62]. Diese Schädigung ist im Alter stärker ausgeprägt [37].

Mit dem Verlust an energiereichen Verbindungen ist die Basis für eine ungestörte Informationsweitergabe zwischen den Zellen, für die Aufrechterhaltung der intrazellulären Ionenhomöostase, für die Zellintegrität und für die intrazellulären Transportvorgänge wie dem axoplasmatischen Fluß nicht mehr gegeben. Von besonderer Bedeutung ist dabei der starke Anstieg der zytosolischen Ca^{++}-Konzentration. Dadurch werden in großem Maße Phospholipasen aktiviert, die die membranbildenden Phospholipide metabolisieren. Diese werden zu freien Fettsäuren – vor allem zu Arachidonsäure – abgebaut, wodurch zellschädigende freie Radikale entstehen. Durch Ca^{++} werden ebenfalls Proteasen aktiviert, die durch die Degradation von Proteinen das Zytoskelett der Zelle schädigen [62]. Während der Rezirkulationsperiode erholt sich der Energiepool erstaunlicherweise rasch. Jedoch zeigte sich in Tierexperimenten, daß drei bis vier Tage nach einer Ischämie im Hippocampus und im Neokortex erneut Defizite in der Energiebildung auftreten [2, 57]. Auch nach Wiederherstellung der Perfusion laufen diese genannten metabolischen Vorgänge noch weiter in unbekannter Art und Stärke ab, was durch die erst verzögert in Erscheinung tretenden Zelluntergänge im Hippocampus und im Neokortex deutlich wird [58].

Neurotransmittersysteme

Wie aufgrund des pathogenetischen Mechanismus verständlich wird, sind bei der vaskulären Demenz die Neurotransmittersysteme uneinheitlich und nicht selektiv betroffen.

Schlußfolgerungen

Die physiologische Hirnalterung ist zu unterscheiden von dementiellen Prozessen im mittleren und höheren Lebensalter. Letztere stellen keine Form eines beschleunigt ablaufenden Alterungsprozesses dar. Demenzen sind die häufigste Form schwerer psychischer Erkrankung im Alter. Ihre Prävalenz und Inzidenz nehmen mit dem Lebensalter stark zu. Die primären Demenzen vom Alzheimer Typ und vom vaskulären Typ unterscheiden sich signifikant im Hinblick auf die bei ihnen ablaufenden pathophysiologischen und pathobiochemischen Veränderungen.

Literatur

1. Adelstein AM, Downham DY, Stein Z, Susser M (1968) The epidemiology of mental illness in an English city. Soc Psychiat 3: 47–59
2. Arai H, Lust WD, Passonneau JV (1982) Delayed metabolic changes induced by 5 min of ischemia in gerbil brain. Trans Am Soc Neurochem Abst 199: 177
3. Arendt T, Bigl V, Arendt A, Tennstedt A (1983) Loss of neurons in the nucleus basalis of Meynert in Alzheimer's disease, Paralyses agitans and Korsakoff's disease. Acta Neuropath 61: 101–108
4. Azmitia EC, Segal M (1978) An autoradiographic analysis of the differential ascending projections of the dorsal and median nuclei in the rat. J Comp Neurol 179: 641–668
5. Bergmann K, Kay DWK, McKechnie AA, Foster E, Roth M (1971) A follow-up study of randomly selected community residents to assess the effects of chronic brain syndrome. Psychiatry, Part II, Excerpta Medica International Congress (Series No. 274). Amsterdam, Excerpta Medica
6. Bickel H, Schreiter U (1987) Häufigkeit von Demenzen: epidemiologische Daten. Münch med Wschr 129: 741–745
7. Bondareff W, Mountjoy CQ, Roth M (1982) Loss of neurons of origin of the adrenergic projection to the cerebral cortex (nucleus locus coeruleus) in senile dementia. Neurology 32: 164–168
8. Bowen DM, White P, Spillane JA, Goodhardt MJ, Curzon G, Iwangoff P, Meier-Ruge W, Davison AN (1979) Accelerated Aging or selective neuronal loss as an important cause of dementia? Lancet 1: 11–14
9. Bundesrate (1984) Bericht über die Bevölkerungsentwicklung in der Bundesrepublik Deutschland. Unterrichtung durch die Bundesregierung. Drucksache 3
10. Chase TN, Foster NL, Fedio P, Chiro G, Brooks R, Patronas NJ (1983) Alzheimer's disease: local metabolism studies using the Fluorodesoxyglucose-positron emission tomography technique. In: Aging of the brain (Aging Vol. 22). Samuel D, Algeri S, Gershon S, Grimm VE, Toffano G (eds) Raven, New York, pp 143–154
11. Cooper B, Sosna U (1983) Psychische Erkrankung in der Altenbevölkerung. Eine epidemiologische Feldstudie in Mannheim. Nervenarzt 54: 239–249
12. Corsellis JAN (1969) The pathology of dementia. Br J Hosp Med 3: 695–703

13. Cross AJ, Crow TJ, Perry EK, Perry RH, Blessed G, Tomlinson B (1981) Reduced dopamin-beta-hydroxylase activity in Alzheimer's disease. Br Med J 282: 93–94
14. Cross AJ, Crow TJ, Johnson JA, Perry EG, Perry RH, Blessed G, Tomlinson B (1983) Monoamine metabolism in senile dementia of Alzheimer type. J Neurol Sci 60: 383–392
15. Curcio CA, Kemper T (1984) Nucleus raphe dorsalis in dementia of the Alzheimer type: neurofibrillary changes and neuronal packing density. J Neuropathol Exp Neurol 48: 359–368
16. Davies P (1979) Neurotransmitter related enzymes in senile dementia of the Alzheimer type. Brain Res 171: 319–327
17. Davies P, Terry RD (1981) Cortical somatostatin-like immunoreactivity in cases of Alzheimer's disease and senile dementia of the Alzheimer type. Neurobiol Aging 2: 9–14
18. DeLeon MJ, Ferris SG, George AE, Christmann DR, Fowler JS, Gentes C, Reisberg B, Gee B, Emmerich M, Yonekura Y, Brodie J, Kircheff II, Wolf AP (1983) Positron emission tomoraphic studies of aging and Alzheimer disease. Am J Neuroradiol 4: 568–571
19. De Souza EB, Whitehouse PJ, Kuhar MJ, Price DL, Vale WW (1986) Reciprocal changes in corticotropin-releasing factor (CRF)-like immunoreactivity and CRF receptors in cerebral cortex of Alzheimer's disease. Nature 319: 593–595
20. Ferrier IN, Cross AJ, Johnson JA et al. (1983) Neuropeptides in Alzheimer Type Dementia. J Neurol Sci 62: 159–170
21. Foster NL, Chase TN, Mansi L, Brooks R, Fedio P, Patronas NJ, DiChiro G (1984) Cortical abnormalities in Alzheimer's disease. Ann Neurol 16: 649–654
22. Friedland RP, Buding TE, Ganz E, Yano Y, Matthis CA, Koss B, Ober BA, Huesman RH, Derenzo SE (1983) Regional cerebral metabolic alterations in dementia of Alzheimer type: Positron emission tomography with (18F)-Fluoro-desoxyglucose. J Comput Assist Tomogr 7: 590–598
23. Frölich L, Hoyer S, Leventer SM (1986) Animal models of dementia – similar effects of icv-injections of bromopymrate, a PDHc inhibitor, or AF64A, a cholinotoxin, on learning and memory and brain oxidative metabolism in rats. In: Vezzadini P, Facchini A, Labo G (eds) Neuroendocrine system and aging, EURAGE pp 245–251
24. Gibson GE, Jope R, Blass JP (1975) Decreased synthesis of acetylcholine accompanying impaired oxidation of pyruvic acid in rat brain minces. Biochem J 184: 17–23
25. Gottfries CG, Adolfsson R, Quilonius SM, Carlsson A, Eckernäs SA, Nordberg A, Oreland L, Svennerholm L, Wiberg A, Winblad B (1983) Biochemical changes in dementia disorders of Alzheimer type (AD/SDAT). Neurobiol Aging 4: 261–271
26. Grundy E (1983) Demography and old age. J Am Geriat Soc 31: 325

27. Hachinski VC, Iliff LD, Zilkha E, DuBoulay GH, McAllister VL, Marshall J, Ross-Russell RW, Symon L (1975) Cerebral blood flow in dementia. Arch Neurol 32: 632–637

28. Häfner H, Weyerer S (1986) Psychische Gesundheit im Alter. Wiener Klinische Wochenzeitschrift 98: 635–642

29. Hagnell O, Lanke J, Rorsman B (1982) Increasing prevalence and decreasing incidence of age psychoses. A longitudinal epidemiological investigation of a Swedish population. The Lundby study. In: Magnussen G, Nielsen J, Buch J (eds) Epidemiology and prevention of mental illness in old age. Hellerup, Denmark, EGV

30. Haxby JV, Grady CL, Duara R, Schlageter N, Berg G, Rapoport SJ (1986) Neocortical metabolic abnormalities precede nonmemory cognitive defects in early Alzheimer type dementia. Arch Neurol 43: 882–885

31. Helgason L (1977) Psychiatric services and mental illness in Iceland. Acta Psychiat Scand, Suppl 268

32. Hoyer S (1978) Das organische Psychosyndrom: Überlegungen zur Hirndurchblutung, zum Hirnstoffwechsel und zur Therapie. Nervenarzt 49: 201–207

33. Hoyer S (1978) Blood flow and oxidative metabolism of the brain in different phases of dementia. In: Katzman R, Terry RD, Bick KL (eds) Alzheimer's disease: Senile dementia and related disorders (Aging Vol 7) Raven, New York pp 219–226

34. Hoyer S (1980) Factors influencing cerebral blood flow, CMR-oxygen and CMR glucose in dementia patients. In: Biochemistry of Dementia, Roberts PJ (ed) Wiley, Chichester New York Brisbane Toronto, pp 252–257

35. Hoyer S (1982) The abnormally aged brain, its blood flow and oxidative metabolism. A review-part II. Arch Gerontol Geriatr 1: 195–207

36. Hoyer S (1986) Senile dementia and Alzheimer's disease. Brain blood flow and metabolism. Prog Neuro-Psychopharmacol Biol Psychiat 10: 447–478

37. Hoyer S, Krier C (1986) Ischemia and the aging brain. Studies on glucose and energy metabolism in rat cerebral cortex. Neurobiol Aging 7: 23–29

38. Hoyer S, Oesterreich K, Weinhardt F, Krüger G (1975) Veränderungen von Durchblutung und oxidativem Stoffwechsel des Gehirnes bei Patienten mit einer Demenz. J Neurol 210: 227–237

39. Ishii T (1966) Distribution of Alzheimer's neurofibrillary changes in the brain stem and the hypothalamus of senile dementia. Acta Neuropath 6: 181–187

40. Iwangoff P, Armbruster R, Enz A, Meyer-Ruge W, Sandoz P (1980) Glycolytic enzymes from human autoptic brain cortex: normally aged and demented cases. In: Biochemistry of Dementia. Roberts PJ (ed) Wiley, Chichester New York Brisbane Toronto, pp 258–262

41. Jellinger K (1976) Neuropathological aspects of dementias resulting from abnormal blood cerebrospinal fluid dynamics. Acta Neurol Belg 76: 83–103

42. Johnston MV, McKenney M, Coyle JT (1979) Evidence for a cholinergic projection to neocortex from neurons in basal forebrain. Proc Natl Acad Sci USA 76: 5392–5396
43. Kaneko Z (1975) Care in Japan. In: Howells JG (ed) Modern perspectives in the psychiatry of old age. Brunner Mazell, New York, pp 519–539
44. Katzmann R (1976) The prevalence and malignancy of Alzheimer disease. Arch Neurol 33: 217–218
45. Kay DWK, Bergmann K, Foster EM, McKechnie AG, Roth M (1970) Mental illness and hospital usage in the elderly: A random sample followed-up. Comprehensive Psychiatry, II: 26–35
46. Ljunggren B, Ratcheson RA, Siesjö BK (1974) Cerebral metabolic state following complete compression ischemia. Brain Res 73: 291–307
47. Mann DMA (1983) The locus coeruleus and its possible role in aging and degenerative disease of the human central nervous system. Mech Ageing Develop 23: 73–94
48. Mann DMA, Yates PO, Marcyniuk B (1984) Alzheimer's presenile dementia, Senile dementia of Alzheimer's type and Down's syndrome in middle age form an age related continuum of pathological changes. Neuropathol Appl Neurobiol 10: 185–207
49. Morgan DG, Routtenberg A (1982) Brain pyruvate dehydrogenase phosphorylation and enzyme activity altered by a training experience. Science 214: 470–471
50. New York State Department of Mental Hygiene (1961) A mental health survey of older people. Utica, NY: State Hospital Press
51. Nielsen J (1962) Gerontopsychiatric period-prevalence investigation in a geographically delimited population. Acta Psychiat Scand 38: 307–330
52. Nielsen JA, Bjørn-Henriksen, Bork BR (1982) Incidence and disease expectancy for senile and arteriosclerotic dementia in a geographically limited Danish rural population. In: Magnussen G, Nielsen J, Buch J (eds) Epidemiology and prevention of mental illness in old age. Hellerup, Denmark, EGV
53. O'Brien MD (1972) Some aspects of cerebral blood flow in dementia. In: Research on the cerebral circulation. Meyer JS, Reivich M, Lechner H, Eichhorn O (eds) Thomas Springfield, pp 287–290
54. O'Brien MD, Mallet BL (1970) Cerebral cortex rates in dementia J Neurol. Neurosurg Psychiat 33: 497–500
55. Obrist WD (1978) Noninvasive studies of cerebral blood flow in aging and dementia. In: Alzheimer's disease: Senile Dementia and related disorders. Katzmann R, Terry RD, Bick KL (eds) Raven, New York, pp 213–217
56. Perry IG, Perry RH, Tomlinson BE, Blessed G, Gibson PH (1980) Coenzyme A acetylating enzymes in Alzheimer's diseases. Possible cholinergic "compartment" of pyruvate dehydrogenase. Neurosci Lett 18: 105–110
57. Pulsinelli WA, Duffy TE (1983) Regional energy balance in rat brain after transient forebrain ischemia. J Neurochem 40: 1500–1503

58. Pulsinelli WA (1985) Selective neuronal vulnerability: morphological and molecular characteristics. In: Kogure, Hossmann K, Siesjö KA, Welsh BK, F.A. (eds) Progr Brain Res 63, Elsevier, Amsterdam New York Oxford, pp 29–37
59. Roberts GW, Crow TJ, Polak JM (1985) Location of neuronal tangles in somatostatin neurones in Alzheimer's disease. Nature 314: 92–94
60. Rogers RL, Meyer JS, Mortel KF, Mahurin RK, Judd BW (1986) Decreased cerebral blood flow precedes multi-infarct dementia, but follows senile dementia of Alzheimer's type. Neurology 36: 1–6
61. Rylett RT, Ball MJ, Colhoun EH (1983) Evidence for high affinity choline transport in synaptosomes prepared from hippocampus and neocortex of patients with Alzheimer's disease. Brain Res 289: 169–175
62. Siesjö BK, Wieloch T (1985) Cerebral metabolism in ischaemia: Neurochemical basis for therapy. Br J Anaesth 57: 47–62
63. Sorbi S, Bird ED, Blass JP (1983) Decreased pyruvate dehydrogenase complex activity in Huntington and Alzheimer brain. Ann Neurol 13: 72–78
64. Tachibana H, Meyer JS, Kitagawa Y, Rogers RL, Okayasu H, Mortel KF (1984) Effects of aging on cerebral blood flow in dementia. J Amer Geriat Soc 32: 114–120
65. Tomlinson B (1980) The structural and quantitative aspect of the dementias. In: Roberts PJ (ed): Biochemistry of dementia. Wiley, Chichester New York Brisbane Toronto, pp 15–52
66. Tomlinson BE, Blessed G, Roth M (1970) Observations on the brains of demented old people. J Neurol Sci 11: 205–242

Differentialdiagnose dementieller Prozesse unter Berücksichtigung psychopathologischer Befunde

S. Kanowski

Einleitung

Der Begriff Demenz ist in der letzten Zeit in der Psychiatrie in heftige Diskussion geraten. Einerseits wird gefragt, ob man ihn überhaupt verwenden soll und wenn ja, wie er denn zu definieren sei im Verhältnis zu der großen Zahl anderer Begriffe, die es zur Charakterisierung organischer Psychosen in der Psychiatrie gibt. Wenn man jedoch in einer Abteilung für chronisch Kranke tagtäglich mit schwersten Demenzformen konfrontiert ist und sozusagen ad oculos demonstriert bekommt, was Demenz eigentlich bedeutet, so mutet einem diese Diskussion um eine Begriffsoperationalisierung etwas merkwürdig an. Im folgenden wird deshalb auch von einem konservativen und einfachen Begriffssystem ausgegangen und der Begriff zunächst nicht in Frage gestellt. Dabei wird konzidiert, daß es reversible und irreversible Demenzformen gibt, wie es schon Sterz [9] und später Weitbrecht [10] diskutiert haben. Bei diesem relativ einfachen und konservativen Begriffssystem ist das hirnorganische Psychosyndrom (HOPS) als Kernsyndrom der dementiellen Erkrankung anzusehen.

Hirnorganisches Psychosyndrom

Das hirnorganische Psychosyndrom umfaßt als Oberbegriff die klinischen Bilder chronisch verlaufender, somatisch bedingter Psychosen unabhängig davon, welcher Art die zugrundeliegende Schädigung ist. Offen bleibt dabei auch, ob die Ursache primär oder sekundär zerebral entstanden ist [3]. Klinisch wird das hirn-

44

diffuse vom hirnlokalen organischen Psychosyndrom unterschieden [2].

Klinisches Bild

Das klinische Bild des hirnorganischen Psychosyndroms läßt sich grob in zwei Symptombereiche aufteilen: Die Hirnleistungsschwäche und die Persönlichkeitsveränderung. Die Hirnleistungsschwäche wird charakterisiert durch Störungen des Gedächtnisses, der Konzentrationsfähigkeit, der Auffassung, des Denkens, der Orientierung und des Affektes [6]. Die Gedächtnisschwäche zeigt sich zuerst in einer Einschränkung der Merkfähigkeit, dann des Neu- und schließlich des Altgedächtnisses. Konzentrations- und Auffassungsstörungen sind Indikatoren für die Herabsetzung der Vigilanz und Trübung des Bewußtseins mit dadurch beeinträchtigten Wahrnehmungsfunktionen. Die Denkstörungen sind vor allem durch Verlangsamung, Umständlichkeit, Zähflüssigkeit formal charakterisiert und inhaltlich imponieren Einengung, Verlust der Abstraktionsfähigkeit und Beeinträchtigung des Urteilsvermögens. Die Störung der zeitlichen, räumlichen, personenbezogenen und situativen Orientierung kann auch als Folge der gestörten Gedächtnis- und Denkleistung angesehen werden. Affektlabilität und Affektinkontinenz als Formen der Affektstörung leiten über zur zweiten Gruppe der Symptome des hirnorganischen Psychosyndroms, den Persönlichkeitsveränderungen. Diese entstehen im Zusammenspiel zwischen hirnorganischer Erkrankung und primärer Charakterstruktur. Dabei können sich verschiedene Varianten herausbilden: Die primäre Persönlichkeit wird nivelliert (hypotypische Variante), die vorgegebenen Charakterstrukturen werden karikiert übersteigert (hypertypische Variante), die Primärpersönlichkeit wird durch den Krankheitsprozeß völlig umgestaltet und ist für die Umwelt nicht mehr wiederzuerkennen (heterotypische Variante) [6]. Schneider [8] beschreibt hierzu drei ineinander übergehende Vorzugstypen: den euphorisch-umständlichen, den apathisch-antriebsarmen und den reizbar explosiv-enthemmten Typ der organischen Persönlichkeitsveränderung.

Diagnose und Differentialdiagnose dementieller Erkrankungen

Die Diagnostik der dementiellen Erkrankungen beginnt mit der
Sicherung des hirnorganischen Psychosyndroms mit seinen hirn-
diffusen und lokalen Varianten und der Abgrenzung gegen andere
psychiatrische Krankheitsbilder. So kann es schwierig sein, den
organischen Persönlichkeitswandel gegen abnorme Persönlich-
keitsentwicklungen abzugrenzen, die früher in bezug auf die Situa-
tion älterer Menschen mit altersbedingter Zuspitzung der Persön-
lichkeitsstruktur als Presbyphrenie bezeichnet worden sind. Hal-
luzinationen und Wahnbildung als Begleitsymptomatik des hirnorganischen Psychosyndroms werfen die Frage der differentialdiagnostischen Begrenzung gegenüber schizophrenen Erkrankungen
auf. Auch das Delir kommt hier differentialdiagnostisch ins Spiel.
Apathie und Konzentrationsstörungen können wiederum Ausdruck einer Depression sein und so das differentialdiagnostische
Problem der depressiven Pseudodemenz auftauchen lassen.
Gerade in der Alterspsychiatrie gibt es aber häufig Patienten, die
ein Gemisch von depressiven und hirnorganischen Symptomen
aufweisen.

Depressiv-hirnorganische Mischbilder

Hier kann man zwei theoretische Konzepte aufstellen und sagen,
es gibt Erkrankungsbilder, die rein depressiv zu interpretieren
sind und somit eine echte depressive Erkrankung darstellen, aber
im Querschnittsbefund gegenüber dem organischen Psychosyndrom nur undeutlich abzugrenzen sind. Dieses würde man die
pseudodemente Depression nennen müssen, die charakterisiert ist
durch echte Depressivität im Hintergrund, aber gemischt gerade
im Alter mit kognitiven Störungen, Gedächtnisstörungen,
Angabe des Patienten über Unfähigkeit sich zu konzentrieren, so
daß schon der Verdacht auftauchen kann, es sei eigentlich keine
Depression sondern eine Demenz. Zur Differentialdiagnose wird
hier angegeben, daß bei Beobachtung der anamnestischen Entwicklung in diesen Fällen depressive Symptome vor der kognitiven

Störung auftreten, während es bei der Demenz umgekehrt ist: erst kognitive Störungen und dann depressive. Ein weiteres wichtiges differentialdiagnostisches Kriterium ist, daß häufig die Depressiven die durch die kognitiven Störungen empfundenen Leistungseinbußen sehr stark in den Vordergrund stellen und darüber klagen: „Ich kann nicht mehr denken, ich kann mich nicht mehr konzentrieren, ich kann nichts mehr behalten, alles geht durch meinen Kopf durch". Der hirnorganisch dementiell Erkrankte dagegen neigt eher dazu, das Umgekehrte zu tun: „Ach, mein Gedächtnis ist noch ganz in Ordnung, es ist alles gar nicht so schlimm, und ich komme gut zurecht". Dies zeigt, daß gerade bei Beginn der Erkrankungen wichtiges differentialdiagnostisches Kriterium des Querschnittsbefundes die subjektive Bewertung kognitiver Störungen ist. Dabei bewerten paradoxerweise die Depressiven die kognitiven Störungen stärker als die hirnorganisch Erkrankten.

Das zweite Konzept – und solchen Bildern begegnet man in der Praxis häufig – geht umgekehrt davon aus, daß bei beginnendem hirnorganischen Psychosyndrom die depressive Symptomatik ganz im Vordergrund steht (pseudodepressive Demenz). Erst im weiteren Verlauf treten die kognitiven Leistungsstörungen immer stärker ins Bild, die depressive Symptomatik verblaßt hingegen. In diesem Zusammenhang muß die Arbeit von Kral [4] zitiert werden, der 22 Patienten mit einer depressiven Pseudodemenz im Längsschnitt beobachtete. Unter der primären antidepressiven Therapie bildeten sich die depressiven Symptome und die intellektuellen Leistungseinschränkungen völlig zurück. Im Laufe einer Beobachtungsperiode von 4–18 Jahren starben jedoch 11 Patienten an einer Demenz, 9 der dann noch lebenden Patienten hatten eine Demenz entwickelt und nur 2 Patienten zeigten keine dementiellen Symptome. Der Autor diskutiert anhand dieser Beobachtungen einerseits die Frage, ob Pseudodemenz im Rahmen einer Altersdepression die Prädisposition für die spätere Entwicklung einer fortschreitenden senilen Demenz schafft oder ob diese Symptome der Pseudodemenz bei einer depressiven Phase schon als erstes, wenn auch flüchtiges Symptom einer Alzheimerschen Krankheit oder senilen Demenz zu werten sind. Andererseits weist er darauf hin, daß alle Fälle aktiv und energisch mit Antidepressiva behandelt wurden, und es auch denkbar wäre, daß die Behandlung selbst oder eine bestimmter Komponente dieser Therapie eine spätere Entwicklung einer Demenz begünstigen könnte. Letzteres wirft die Frage auf, ob eine fortlaufende oder immer wieder intermittierend applizierte anticholinerge antidepressive Therapie zur Manifestation einer Demenz vom Alzheimer-Typ beitragen kann und so die Therapie mit diesen Psychopharmaka zu einer erhöhten Inzidenz der Erkrankung führt.

Ätiologie

Neben der syndromatischen Differentialdiagnose besteht auch das Problem, Demente ätiologisch einzuordnen (Abb. 1). Dieses Problem soll hier nur kurz angesprochen werden, da es in den übrigen Abschnitten dieses Bandes schon ausführlich behandelt wird. Aus dem Blickwinkel der klinischen Perspektive und unter dem Aspekt der Therapiebarkeit geht es im wesentlichen um die Differenzierung vom primär degenerativen Demenzen vom Alzheimer-Typ, der Multiinfarkt-Demenz und den sog. sekundären Demenzen. Diese sind wohl überwiegend auf extrazerebrale Ursachen zurückzuführen, so daß hier am ehesten von internistischer Seite ein kurativer Erfolg möglich ist. Zur Frage der Häufigkeit sekundärer Demenzen gibt es keine epidemiologischen Untersuchungen. Grobe empirisch-klinische Schätzungen, die sich auf keinerlei Felduntersuchungen stützen, besagen, daß etwa 10% der Demenzen im höheren Lebensalter sekundär seien [7].

Zusammenfassung

Eine ätiologisch orientierte Therapie, wie es teilweise bei den sekundären Demenzen möglich ist, haben wir bei den anderen Formen nicht. Überlegungen für einen Therapieansatz ergeben sich auf der Basis der biochemischen Veränderungen, die im vorangegangenen Abschnitt dargestellt wurden. Welchen Stellenwert

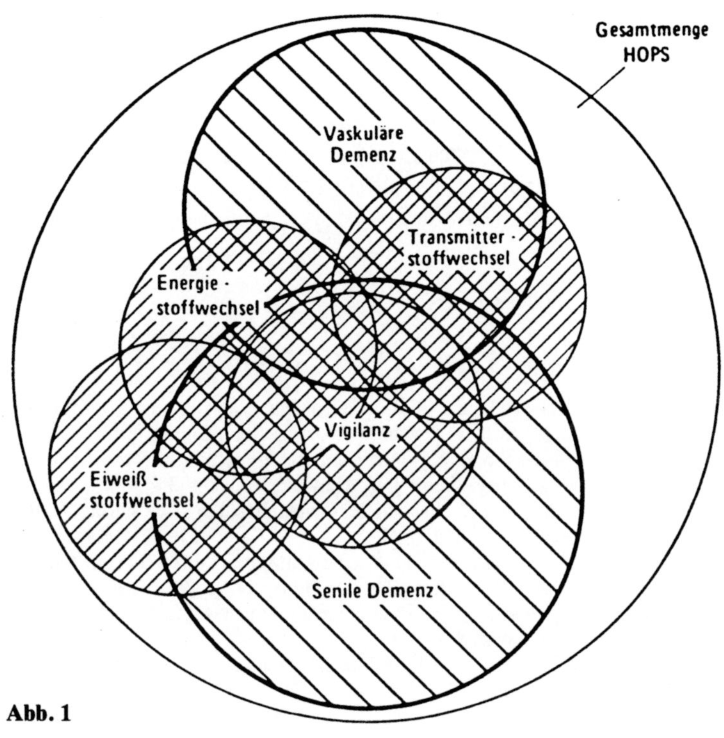

Abb. 1

diese Veränderungen in der Pathogenese der Erkrankungen
haben, wissen wir nicht. Auch bleibt offen, wie sich die Ätiologie
der senilen Demenz vom Alzheimer-Typ in die cholinerge Trans-
mitterreduktion umsetzt. Sicher ist, daß diese cholinerge Reduktion nicht am Anfang der ätiologischen Kette steht, sondern
irgendwo in der fortschreitenden Entwicklung der Erkrankung.
Daran mag es neben anderen Gründen liegen, daß alle Therapie-
versuche, die auf diesen beschränkten pathogenetischen Kennt-
nissen basieren (wie eben z.B. die cholinerge Therapie) wenig

49

überzeugende Erfolge geliefert haben [5]. Eine klinisch und auch z.T. neurophysiologisch gestützte Hypothese als Basis für eine Therapievorstellung ist die Betrachtungsebene der gestörten Vigilanzregulation als gemeinsame Endstrecke all dieser zur Demenz führenden Prozesse [1]. Dies würde gestützt durch die Effekte der Nootropika, soweit sie objektivierbar sind. Weitere Einzelheiten finden sich im Beitrag von Ladurner/Weitbrecht in diesem Band.

Literatur

1. Bente D (1982) Vigilanzregulation, hirnorganisches Psychosyndrom und Alterserkrankungen: ein psychophysiologisches Modell: In: Bente D, Coper H, Kanowski S (Hrsg) Hirnorganische Psychosyndrome im Alter. Springer Verlag, Berlin Heidelberg New York, S 63–73
2. Bleuler E und M (1983) Lehrbuch der Psychiatrie, Springer Verlag, Berlin Heidelberg New York, S 203–210
3. Kanowski S, Coper H (1982) Das hirnorganische Psychosyndrom als Ziel pharmakologischer Beeinflussung. In: Bente D, Coper H, Kanowski S (Hrsg) Hirnorganische Psychosyndrome im Alter. Springer Verlag, Berlin Heidelberg New York, S 3–21
4. Kral VA (1982) Depressive Pseudodemenz und senile Demenz vom Alzheimer-Typ. Nervenarzt 53: 284–286
5. Kurz A, Rüster P, Romero B, Zimmer R (1986) Cholinerge Behandlungsstrategien bei der Alzheimerschen Krankheit. Nervenarzt 57: 558–569
6. Lauter H (1973a) Psychosyndrom, organisches. In: Müller C (Hrsg) Lexikon der Psychiatrie. Springer Verlag, Berlin Heidelberg New York, S 418–419
7. Reiberg B (1986) Hirnleistungsstörungen: Alzheimersche Krankheit und Demenz. Belz Edition Psychiatrie Weinheim München, S 32
8. Schneider K (1959) Klinische Psychopathologie. 5. Aufl. Thieme, Stuttgart, S 15–36
9. Sterz G (1928) Störungen der Intelligenz. In: Bumke D (Hrsg) Handbuch der Geisteskrankheiten, Bd 1. Springer Verlag, Berlin, S 689–711
10. Weitbrecht HJ (1962) Zur Frage der Demenz. In: Kranz H (Hrsg) Psychopathologie heute. Thieme Verlag, Stuttgart, S 221–233

Positronenemissionstomographie in der Differentialdiagnostik und Therapiekontrolle dementieller Erkrankungen

B. Szelies, K. Herholz, G. Pawlik und *W.-D. Heiss*

Einleitung

Die Entwicklung computergesteuerter tomographischer Darstellungsmethoden hat die Medizintechnik des letzten Jahrzehntes entscheidend geprägt. Mit Einführung der axialen Röntgencomputertomographie (CT) 1973 durch Hounsfield wurde es in der zerebralen Diagnostik möglich, anatomische Strukturen durch Dichteunterschiede des Gewebes dreidimensional sichtbar zu machen und pathologische Prozesse abzugrenzen, soweit sie die Röntgenabsorption des Gewebes verändern [23]. Die Darstellung physiologischer und biochemischer Parameter ist mittels cranialem CT nicht möglich. Dies gilt mit Einschränkung auch für die Magnetresonanztomographie (MRT), die morphologische Strukturen mit hohem räumlichen Auflösungsvermögen erfaßt.

Mittels nuklearmedizinischen Methoden ist es möglich, funktionelle Parameter zu beurteilen, indem das Schicksal radioaktiv markierter Isotope im Körper verfolgt werden kann. Für die dreidimensionale Rekonstruktionsverfahren sind die positronenemittierenden Isotope besser geeignet als Gammastrahlen. Der erste Positronenemissionstomograph (PET II) wurde 1975 von Ter-Pogossian et al. konstruiert.

Die enge Kopplung der Funktion mit Stoffwechsel und Durchblutung im zentralen Nervensystem ermöglicht es, physiologische Funktionszustände mit den jeweils verschiedenen Aktivitäten der beteiligten Hirnstrukturen darzustellen. Störungen der Hirnfunktion werden von Veränderungen in Stoffwechsel und Durchblutung begleitet, gleichzeitig führen pathologische Einschränkungen der Versorgung und des Energiestoffwechsels selbst auch zu Funktionseinbußen, so daß bei vielen Erkrankungen des ZNS diese Größen meßbar verändert sind, ohne daß daraus jedoch Rückschlüsse auf die jeweilige Ätiologie der Stoffwechselstörung gezogen werden können. Demenzen, die häufig als Hirnleistungsstörungen klinisch manifest werden, können durch konventionelle neurologische Zusatzuntersuchungen, die vor allem umschriebene oder ausgedehnte morphologische Schäden erfassen, kaum diagnostiziert werden. Bei vielen Formen sekundärer dementieller Syndrome lassen sich zwar regionale strukturelle Hirnschäden nachweisen, die Ausprägung der Demenz hängt aber oft von funktionellen Störungen primär von der Erkrankung nicht betroffener Hirnregionen ab. Die primären (degenerativen) Demenzen sind häufig erst in späten Stadien von im CT sichtbaren atrophischen Veränderungen des Gehirns begleitet. Das Ausmaß der Atrophie im CT zeigt jedoch keine Korrelation zum Schweregrad der Demenz und wird gleichzeitig durch altersbedingte Atrophien überlagert. Progressive Zellverluste und reduzierte Zell- und Synapsen-Aktivität führen zu einer Verminderung von Stoffwechsel und Durchblutung, die mittels funktioneller bildgebender Verfahren dargestellt werden können. Da die Glukose das wichtigste Substrat des Energiestoffwechsels des Gehirns ist, stellt die Untersuchung des Glukosestoffwechsels das derzeit beste Verfahren zur Erfassung und Quantifizierung funktioneller Störungen des Gehirns dar. Mittels Positronenemissionstomographie kann die Glukosestoffwechselrate regional und dreidimensional im Gehirn bestimmt werden.

Prinzip der Positronenemissionstomographie

Die beim Zerfall von neutronenarmen Atomkernen entstehenden positiv geladenen Positronen vereinigen sich mit einem Elektron, nachdem sie im Gewebe innerhalb einer Distanz von wenigen Millimetern abgebremst wurden. Die beiden Teilchen wandeln ihre Masse in Strahlungsenergie um, d.h. sie zerstrahlen unter Entstehung von zwei γ-Quanten, die einander entgegengesetzt auseinanderfliegen und die gemäß dem Einstein'schen Energie-

Massen-Äquivalenzgesetz beide die gleiche Energie von 511keV haben. Werden diese beiden γ-Quanten mit 2 Detektoren in zeitlicher Koinzidenz nachgewiesen, so weiß man, daß das Zerfallsergebnis auf der Verbindungslinie der beiden Detektoren stattgefunden hat.

Die am häufigsten zur Markierung verwendeten positronenemittierenden Atomkerne sind Kohlenstoff-11 (^{11}C), Stickstoff-13 (^{13}N), Sauerstoff-15 (^{15}O) und Fluor-18 (^{18}F). Die kurzen Halbwertszeiten dieser Isotope machen die direkte Produktion durch entsprechende Kernreaktion an einem Teilchenbeschleuniger in der Nähe der Anwendung erforderlich. Die intensiven hochenergetischen Protonen bzw. Deuteronstrahlen werden in speziell für die PET konstruierten Zyklotronbeschleunigern gewonnen. Die in der Mitte des Zyklotrons angebrachte Ionenquelle erzeugt die geladenen Teilchen durch ein Hochfrequenzfeld im Hochvakuum. Dabei hält ein starkes Magnetfeld die geladenen Teilchen auf einer Kreisbahn. Jedesmal, wenn die Teilchen den Spalt zwischen den Hochspannungselektronen passieren, erhalten sie einen elektrischen Impuls, der sie beschleunigt und auf eine größere Umlaufbahn mit höherer Energie bringt. Die Teilchen durchlaufen mit zunehmender Energie eine Spiralbahn, die sie von einem Detektor abgelenkt über ein Strahltransportsystem auf das Target fokussiert werden, wo die Kernreaktion zur Erzeugung der Radionuklide stattfindet. Die erzeugten radioaktiven Kerne werden über eine Rohrleitung zur weiteren Synthese in eine „heiße" Zelle im Chemielabor geleitet.

PET-Meßverfahren

Die Grundeinheit eines PET besteht aus 2 Detektoren, die in Koinzidenz geschaltet sind. Sprechen beide Detektoren innerhalb der sehr kurzen Koinzidenzauflösezeit von wenigen Nanosekunden (10^{-9}) an, so wird ein gültiges Ergebnis registriert, das auf der Verbindungslinie der beiden Detektoren stattgefunden haben muß. Aus dem bei verschiedenen Winkeln zwischen 0°–180° gemessenen Projektionen kann man die Aktivitätsverteilung in dem untersuchten Querschnitt rekonstruieren. Eine Kombination von mehreren Detektorringen erlaubt es, das Gehirn in einer einzigen Messung in Form von aneinanderliegenden Schnittbildern gleichzeitig zu erfassen. Dabei ist jeder Detektor mit einer Vielzahl von gegenüberliegenden Detektoren in gleichen und benachbarten Ringen in Koinzidenz geschaltet. Die gleichzeitig registrierten Koinzidenzereignisse von einigen Tausend Detektorkombinationen werden dann von einem Rechner erfaßt und in die jeweiligen Projektionen bei verschiedenen Winkeln umsortiert. Der in unserem Laboratorium genutzte PET PC 384 von Scanditronix besteht aus 4 Ringen mit je 96 Detektoren, die aus BGO-Kristallen (Wismutgermanatkristallen $Bi_4Ge_3O_{12}$) konstruiert sind, die eine sehr hohe γ-Nachweiswahrscheinlichkeit haben [8]. Die Impulse, deren Größe der Absorption eines 511keV-Vernichtungsquanten im Detektorkristall entspricht, werden bzgl. der Zeitinformation im Koinzidenzanalysesystem weiterverarbeitet. Entsprechend Projektion und Position der Koinzidenzlinie innerhalb der Projektionen sortiert, werden die Koinzidenzereignisse in einem der zwei Puffersysteme gespeichert. Die in Form von Projektionen der Aktivitätsverteilung sortierten Meßergebnisse werden mit Rechenverfahren, wie sie auch in der Röntgencomputertomographie angewandt werden, zu Schnittbildern der Aktivitätsverteilung umgerechnet und üblicherweise in einer 128×128 Bildmatrix dargestellt. Bei der Positronenemissionstomographie sind die für die Bildkonstruktion anzubringenden Korrekturen genau zu bestimmen, so daß eine absolute Quantifizierung der Meßdaten möglich ist. Bei den Korrekturen – nur 1 von 7 Photonenpaare erreicht die Detektoren ungestört – werden u.a. die Verteilung des absorbierenden Mediums, die Kontur des berechneten Objekts, zufällige Koinzidenzen und Streustrahlung berücksichtigt.

Messung des Glukosestoffwechsels

Der Funktionszustand des Gewebes kann aus dem Glukoseumsatz abgeschätzt und quantitativ dargestellt werden. Die am weitesten verbreitete Untersuchungsmethode verwendet ^{18}F-2-Fluor-2-Deoxy-D-Glukose (FDG) zur bildlichen quantitativen Erfassung des Glukoseumsatzes mittels PET [33]. Die Glukosestoffwechseluntersuchung mit FDG stellt eine direkte Übertragung der ^{14}C-Deoxy-Glukose-Autoradiographie von Sokoloff et al. [35] dar. Das von Sokoloff entwickelte Modell kann direkt angewandt werden, da sich die an Stelle 2 markierte FDG gleich wie Deoxyglukose verhält. Sie wird wie Glukose in die Zelle transportiert und mit Hilfe der Hexokinase zu ^{18}-F-Deoxyglukose-6-Phosphat phosphoryliert. Deoxyglukose-6-Phosphat kann aber nicht weiter zu Fruktose-6-Phosphat umgewandelt und zu CO_2 und H_2O abgebaut werden, sondern es wird in der Zelle angereichert. Die Rückreaktion (Phosphatase) zu Deoxyglukose erfolgt mit viel langsamerer Kinetik und das Deoxyglukose-6-Phosphat kann die Zellmembran nur in geringer Menge durchdringen. Die Kinetik der Anreicherung von Deoxyglukose-6-Phosphat kann mit den Transport- und Enzymkonstanten eines Dreikompartment-Modells beschrieben werden. Die entsprechende komplexe Formel [33] für die Berechnung der regionalen zerebralen Stoffwechselrate von Glukose (rCMRGl) kann vereinfacht folgendermaßen dargestellt werden [32]:

$$rCMRGl = \frac{(Gl)}{LC} \times \frac{C\,(^{18}F) - C\,(FDG)}{A_b}$$

Dabei entspricht $C\,(^{18}F)$ der gesamten im Gewebe gemessenen Fluoraktivität, die direkt im PET bestimmt wird. C(FDG) entspricht der Konzentration von freiem FDG im Gewebe, berechnet aus der Plasmakonzentration bis zum Meßzeitpunkt T mit Hilfe der Konstanten des Modells. Die Differenz dieser beiden Werte gibt die lokale Gewebskonzentration von FDG-6-Phosphat an. A_b repräsentiert die Gesamtmenge von FDG, die ins Gewebe abgegeben wurde, und errechnet sich aus der Plasma-FDG-Konzentrationskurve bis zum Meßzeitpunkt T, vermindert um die Verzögerung in der Gewebsäquilibrierung unter Verwendung der entsprechenden Modellkonstanten. Der Quotient stellt somit die Phosphorylierungsrate für FDG dar. Die Multiplikation mit der Plasmakonzentration von Glukose (Gl) ergäbe die Rate der Glukosephosphorylierung, wenn sich diese wie FDG verhielte. Da die arteriovenöse Extraktion von Glukose nicht gleich der von FDG ist, muß der Wert mit einer experimentell bestimmten Konstante (LC = "lumped constant") korrigiert werden. Für die Messungen des regionalen Glukoseverbrauchs im Gehirn müssen somit nach intravenöser Gabe von III-222 MBcq (3–6 mCi) FDG die Plasmakurve von FDG von Injektions- bis Meßzeitpunkt (meist ermittelt im arterialisierten venösen Blut), der Glukosewert im Plasma und die regionale ^{18}F-Aktivität im Gehirn (mittels PET) bestimmt werden. Aus diesen Werten werden im Computer die regionalen metabolischen Raten für Glukose errechnet und die Ergebnisse farb- oder helligkeitskodiert in µmol/100 g/min bildlich dargestellt.

Glukosestoffwechsel bei gesunden Probanden

In einer Reihe von Untersuchungen [20] wurden die in den einzelnen Hirnregionen entsprechend der jeweiligen funktionellen Aktivität unterschiedlichen Glukosestoffwechselraten bestimmt. Das Gesamtniveau des Stoffwechsels hängt dabei deutlich von inneren (Angst, Vigilanz) und äußeren (Beleuchtung, Umgebungsgeräusche) Umständen ab [30], so daß definierte Ruhebedingungen für die Untersuchungen Voraussetzung sind. In den eigenen Studien, die mit Augenschluß in einem abgedunkelten Raum und bei geringen Umgebungsgeräuschen durch Geräte und Manipulation durchgeführt wurden, betrug die durchschnittliche Glukoseumsatzrate von 42 Normalpersonen (Alter 43 ± 19,1 Jahre, 14 Frauen, 28 Männer) 34,6 ± 3,83 µmol/100 g Hirngewebe/min. Es fanden sich hochsignifikante regionale Unterschiede (Abb. 1) mit Werten zwischen 40 und 50 µmol/100 g/min im Striatum, dem oberen limbischen System, der Insel, dem Frontalkortex und der primären Sehrinde, zwischen 35 und 40 µmol/100 g/min in den übrigen grauen Strukturen der Hemisphären, zwischen 30 und 35 µmol/100 g/min im Kleinhirn und Hippocampusstrukturen und unter 20 µmol/100 g/min im Marklager. Darüber hinaus bestand eine regionenspezifische metabolische Asymmetrie mit durchschnittlichem Überwiegen der rechten Hemisphäre (p < 0,002),

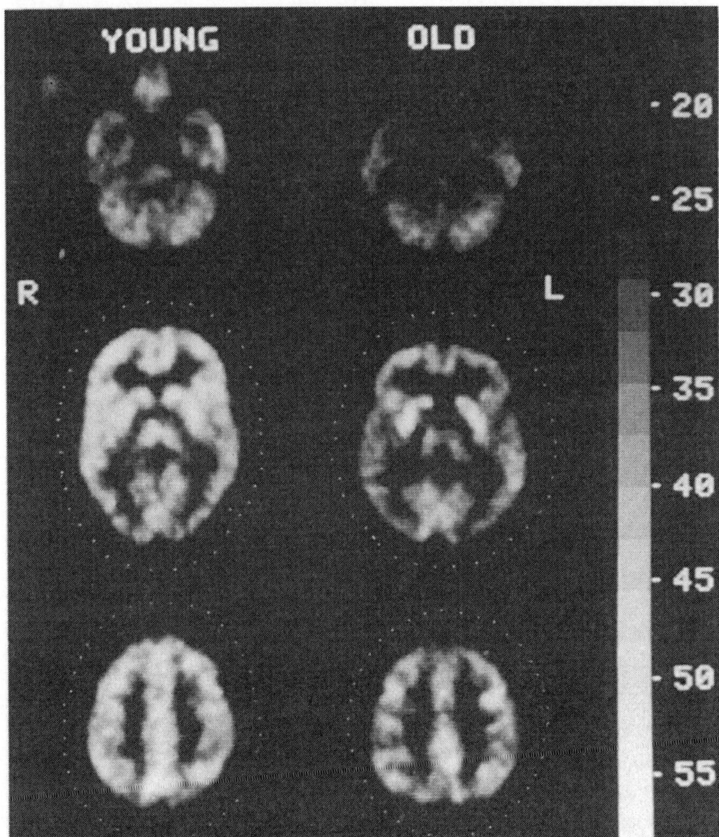

Abb. 1. PET-Bilder des Glukosestoffwechsels (µmol/100 g/min entsprechend Grauskala) in Hirnschnitten in Höhe Kleinhirn, Basalganglien/Thalamus und Zentrum semiovale bei junger (23 Jahre) und alter (67 Jahre) gesunder Versuchsperson. Die einzelnen Hirnstrukturen sind entsprechend unterschiedlicher Stoffwechselraten zu differenzieren, im Alter nimmt der Stoffwechsel in allen Regionen leicht ab

die in der Temporoparietalregion, im Thalamus und im Hirn-
stamm (2,0–2,7%) am ausgeprägtesten war. Eine Linksbetonung
war nur im unteren limbischen System zu erkennen.
Die Befunde verschiedener PET-Labors zur Frage der Altersabhängigkeit des Hirnglukosestoffwechsels sind widersprüchlich.
Kuhl et al. [26] beschrieben bei 40 Gesunden eine 26%ige Erniedr-
rigung zwischen dem 18. und 78. Lebensjahr, die in allen untersuchten Hirnregionen ähnlich ausgeprägt war. Demgegenüber
fanden Duara et al. [6] bei vergleichbarem Gruppenumfang und
Altersspannweite keinerlei signifikante Alterskorrelation. Eigene
Untersuchungen weisen wiederum auf eine gewisse Altersabhängigkeit hin: Die globale Hirnglukosestoffwechselrate zeigte
danach mit dem Lebensalter einen Rückgang, der zwar statistisch
signifikant (P < 0,05) war, jedoch weniger als 2% pro Dekade
betrug. Eine detaillierte Analyse zeigte, daß dabei die einzelnen
Hirnregionen zwar symmetrisch, allerding in recht unterschiedli-
chem Ausmaß (P < 0,0001) betroffen waren. Nach Bildung von 3
Altersgruppen zu je 14 Normalpersonen waren die stärksten
altersabhängigen Veränderungen im Frontalkortex, der Insel und
dem oberen Anteil des limbischen Systems sowie temporoparietal
und in geringerem Ausmaß auch perirolandisch und im Marklager
festzustellen; im Vergleich mit der mittleren Altersgruppe wiesen
die Jüngeren einen relativ höheren temporoparietalen Stoffwechsel auf, wohingegen die Älteren eine Erniedrigung frontal, im
Inselbereich und im oberen limbischen System hatten. Diesem
Befund dürfte die im Alter beschriebene Lockerung frontoparie-
taler Korrelationen [22] entsprechen. Eine wesentliche Altersabhängigkeit des Stoffwechsels der subkortikalen Graustrukturen
ließ sich nicht nachweisen.

Stoffwechselstörungen bei dementiellen Syndromen

Demenzen bilden eine sehr heterogene Gruppe von Erkrankungen. Entsprechend der unterschiedlichen Pathogenese der
Demenz werden verschiedenste Veränderungen des Glukosestoffwechsels beobachtet.

Primär degenerative Demenzen vom Alzheimer-Typ (AD) gehen mit einem Verlust insbesondere großer cholinerger Neurone im Kortex sowie in verschiedenen subkortikalen Strukturen unter Einschluß der Nucl. basalis Meynert aus unbekannter Ursache [40] mit Störungen verschiedener Transmittersysteme [34], aber auch mit selektiver Verminderung spezifischer Projektionssysteme (insbesondere des cholinergen Systems, Coyle et al. [4]) einher und sind durch typische pathologische Veränderungen (Plaques und Fibrillen) charakterisiert. Sie bilden mit über 50% die größte Gruppe aller dementiellen Erkrankungen. Bei Patienten mit AD ist der Glukosestoffwechsel des Gehirns (ähnlich wie Sauerstoffverbrauch und Durchblutung [12]) proportional dem Schweregrad der Demenz vermindert, wobei die Stoffwechselminderung vor Auftreten atrophischer Veränderungen im CT nachweisbar (Abb. 2) und in charakteristischer Weise regional signifikant unterschiedlich ausgebildet ist: Die oft seitendifferent ausgeprägten beidseitigen lokalen Verminderungen sind besonders im parieto-temporalen und im Verlauf im frontalen Kortex ausgebildet (Abb. 2). Der primär visuelle und sensomotorische Kortex sowie subkortikale Strukturen und das Kleinhirn [5, 7, 13, 27] sind von der Stoffwechselminderung nicht betroffen. In Frühformen der AD mit leichter Gedächtnisstörung oder milder Demenz können geringgradige funktionelle Veränderungen der Aufdeckung im PET entgehen [24], wenn nicht Relationen der Stoffwechselraten zwischen verschiedenen Hirnregionen (z. B. temporal/frontal, parietal/Stammganglien, parietal/sensomotorisch, temporal/occipital, Rechts-Links-Asymmetrien) herangezogen werden, die eine normale Stoffwechsellage von leicht gestörten Stoffwechselraten besser diskriminieren können [13, 17, 27]. Längsschnitt-PET-Untersuchungen bei Patienten mit wahrscheinlicher AD über 6 bis 40 Monate zeigten, daß das charakteristische Stoffwechselmuster im Verlauf bei Progression der Demenz und allgemeinem Absinken des Stoffwechselniveaus [38] weitgehend unverändert bleibt [18, 29], nur beim Übergang einer mittelgradigen in eine schwere Demenz änderten sich neben dem allgemeinen Stoffwechselni-

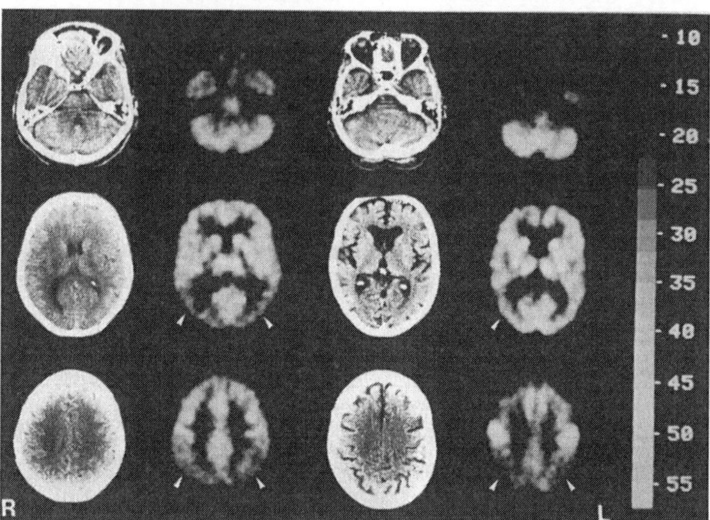

Abb. 2. CT- und PET-Bilder des Glukosestoffwechsels bei Patienten mit leichter (links) und schwerer (rechts) Alzheimer-Demenz. Bei leichter AD sind bei unauffälligem CT Stoffwechselwerte parieto-occipito-temporal deutlich vermindert, bei schwerer Demenz findet sich eine diffuse Atrophie und ausgeprägte Stoffwechselminderung kortikal mit Aussparung primärer somatosensorischer und visueller Areale sowie von Basalganglien/Thalamus und Kleinhirn

veau auch die Relationen der einzelnen Regionen zueinander mit besonderer Verschlechterung temporo-parietal, wodurch auf eine weitere Desintegration der Assoziationsareale geschlossen werden kann [22].

In Studien, in denen Ergebnisse von PET und neuropsychologischen Tests verglichen wurden, konnte eine Beziehung führender Symptome mit der Lokalisation besonders verminderten Glukosestoffwechsels nachgewiesen werden: Bei Vorherrschen einer aphasischen Störung war der Glukosestoffwechsel im Parietallappen links deutlicher als rechts, bei Vorherrschen apraktischer Symptome rechts mehr als links gestört, während bei Überwiegen amnestischer Ausfälle keine Asymmetrie bestand [10]. Apraktische Störungen bei Imitation gingen mit rechts parietal akzentuierter Stoffwechselstörung, nach Aufforderung mit links frontalen Verminderungen einher [11]. Unterschiedliche Leistungen in verbalen und optisch-räumlichen Testanforderungen waren mit Asymmetrien des frontalen und parietalen Stoffwechsels verbunden [16], schlechte Leistungen in den verbalen Subtests des Hamburg-Wechsler-Intelligenztests mit Verminderung der linken Hemisphäre, in den Handlungsteilen mit Verminderung in der rechten Hemisphäre verbunden [3]. Es bestanden außerdem Beziehungen zwischen Leistungen im Tokentest und dem Stoffwechsel links temporo-parietal, im Zeichentest und Glukoseverbrauch rechts temporal [13].

Bei der Pick'schen Erkrankung, der zweiten, aber viel selteneren Form der primär degenerativen Demenzen, finden sich die ersten und ausgeprägtesten Stoffwechselveränderungen – in Analogie zur primären Lokalisation pathologischer Veränderungen – im Frontal- und Temporallappen (Abb. 3) [37]. Aufgrund dieses eindeutigen anderen Schädigungsmusters kann eine Pick'sche Erkrankung von einer AD unterschieden werden; in mäßig ausgeprägten Fällen ist diese Differenzierung mit klinischen Befunden allein oft nicht möglich. Die typische Verminderung des Stoffwechsels in den (häufig asymmetrisch betroffenen) atrophisierenden Frontallappen und unteren Temporallappen und in den viel weniger veränderten Parietallappen sowie den Basalganglien und dem Thalamus steht in Beziehung zum Schweregrad der Gliose und des Zellschwunds [25].

Charakteristisch ist auch das Muster der Stoffwechselstörung bei der Chorea major Huntington, die neben dem extrapyramidal-hyperkinetischen Syndrom immer auch mit dementiellen Störungen einhergeht. Bereits in Frühstadien dieser Erkrankung ist die Glukoseumsatzrate im Neostriatum signifikant vermindert (Abb. 4), und mit zunehmender Schwere und Dauer der Erkrankung nimmt der Stoffwechsel in Nucleus caudatus und Putamen, später

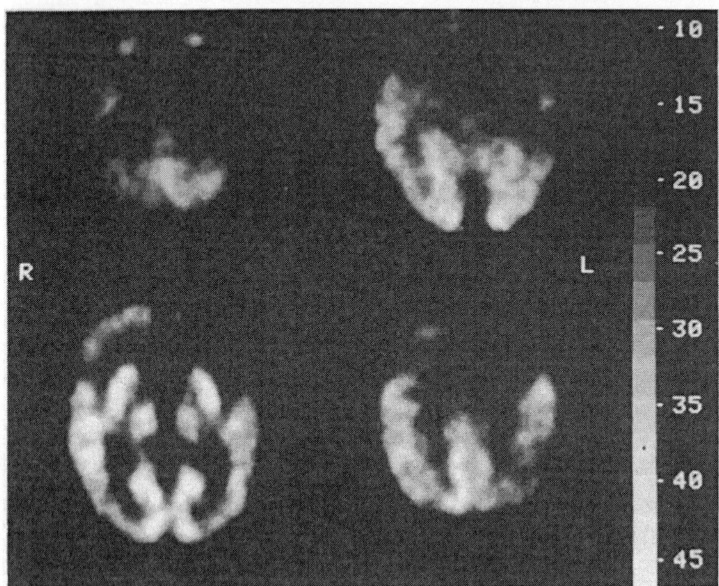

Abb. 3. PET-Bilder des Glukosestoffwechsels bei Patienten mit Morbus Pick: der Glukosestoffwechsel ist besonders frontal und temporal vorne asymmetrisch reduziert

(mit dem Schweregrad der Demenz) auch in der Hirnrinde ab [28]. Da die Stoffwechselstörungen der klinischen Manifestation der Erkrankung vorausgehen, ist mit PET-Untersuchungen eventuell eine Differenzierung von Risikopersonen in Chorea-Familien möglich, wodurch diese Studien neben genetischen Untersuchungen zur Prognose über das spätere Auftreten der Erkrankung herangezogen werden können [19, 31].

Vaskuläre Demenzen

Durch Durchblutungsstörungen verursachte fokale Hirnschäden können im wesentlichen über zwei Mechanismen dementielle Syn-

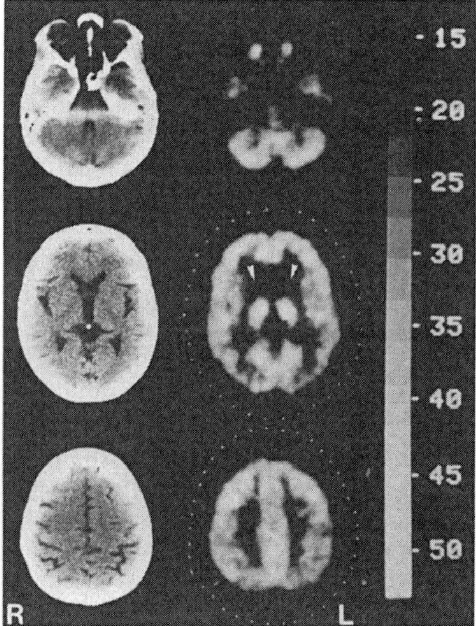

Abb. 4. CT- und PET-Bilder des Glukosestoffwechsels bei Patientin mit Chorea major Huntington. Bei noch unauffälligem CT ist der Stoffwechsel im Neostriatum (N. caudatus und Putamen vermindert)

drome auslösen: multiple, häufig subkortical gelegene Läsionen, in meist neurologisch stummen Regionen, führen bei Überschreiten eines nicht genau definierbaren Gesamtvolumens (80–150 cm^3) zu einer Beeinträchtigung der Hirnleistung im Sinne der Multi-Infarkt-Demenz. Seltener können auch relativ kleine Infarkte in kritischer Lokalisation neben der herdabhängigen neurologischen Symptomatik ein dementielles Syndrom verursachen. Eine chronische Mangeldurchblutung des Hirngewebes mit persistierender Unterfunktion ist nur sehr selten Ursache einer Demenz. Für diese Gruppe ließen sich entsprechende Mißverhältnisse zwischen Durchblutung und Sauerstoffverbrauch oder Glukosestoffwechsel nicht nachweisen [12, 14].

Für etwa 30% aller dementiellen Syndrome sind AD-MID-Mischformen verantwortlich. Die klinische Differenzierung mittels Bewertungsskalen [15] ist oft schwierig. Die Berücksichtigung von in CT oder MRT nachgewiesenen morphologischen Läsionen ist bei der diagnostischen Einordnung hilfreich. Mittels PET können bei MID-Patienten meist multilokuläre Stoffwechselminderungen in eindeutiger Differenzierung vom für AD typischen Muster nachgewiesen werden [27]. Der Nachweis von ischämischen Läsionen im Marklager bei MID- und Binswanger-Erkrankung gelingt dabei mit höchster Sensitivität durch T_2 gewichtetes MRT [1, 21], die Regionen verminderten Stoffwechsels entsprechen dann den darüberliegenden deafferenzierten Rindenarealen (Abb. 5).

Ausgedehnte Infarkte in Großhirnregionen, die für die Integrität der Persönlichkeit besonders wichtig sind, führen zu Störungen des Verhaltens, des Affekts, der Stimmung und der intellektuellen Leistungsfähigkeit. Dies trifft besonders für Infarkte im Versorgungsgebiet der A. cerebri anterior zu, bei denen die psychischen Veränderungen häufig die neurologischen Herdsymptome überdauern. Auch umschriebene kleine Infarkte in strategisch wichtigen Regionen, z. B. einseitig im vorderen Kerngebiet des Thalamus oder beidseitig im medialen Thalamus, führen zu bleibenden kognitiven und mnestischen Einbußen. In dem gezeigten Fall ging das Krankheitsbild anfangs mit Hypersomnie und diffuser Verminderung des gesamten kortikalen Stoffwechsels einher. Elf Monate nach dem Insult war die Patientin wach, es bestanden aber weiterhin Orientierungsstörungen in der Zeit, ausgeprägte Gedächtnisstörungen, starke Beeinträchtigung aller kognitiven Leistungen, psychomotorische Verlangsamung und Mangel an Kritikfähigkeit und Urteilsvermögen. Im PET fanden sich neben der starken Stoffwechselstörung beidseits im Thalamus bilaterale Inaktivierungen im Striatum und Frontallappen sowie asymmetrisch im linken unteren Temporallappen und im parietalen Kortex. Diese PET-Befunde weisen auf die komplexe Störung der Interaktion zwischen thalamischen, limbischen und assoziativen

CT   CMRGI
µmol/100g/min

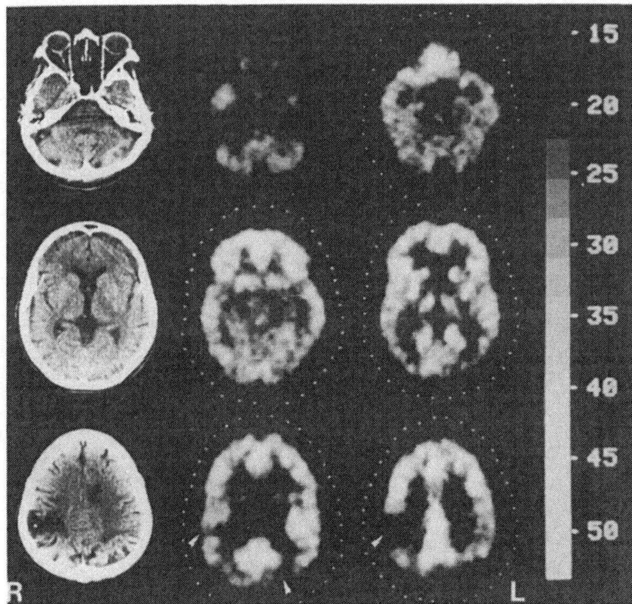

Abb. 5. CT- und PET-Bilder des Glukosestoffwechsels bei Patientin mit multiplen Infarkten: mehrere morphologische Läsionen (CT) verursachen regionale Stoffwechselstörungen im infarzierten Bezirk oder im darüberliegenden deafferenzierten Kortex

kortikalen Strukturen hin und stellen die pathophysiologische Basis einer thalamischen Demenz dar.

Demenzen anderer Ätiologie

Entzündliche Erkrankungen (z. B. Herpes-simplex-Enzephalitis, Creutzfeldt-Jakob-Erkrankung, HIV-Enzephalopathie, progressive Paralyse) können für die Gesamtleistung des Gehirns wichtige Regionen betreffen und damit zur Demenz führen oder durch ausgedehnte diffuse Zellverluste höhere Hirnleistungen beeinträchtigen. Das gleiche gilt für traumatische und toxische Hirnschäden sowie für diffuse Beeinträchtigungen des Hirnstoffwechsels bei Mangelsyndromen (Vitamin-B$_{12}$-Mangel), bei denen die Zuordnung der Demenz nach der bekannten Primärerkrankung erfolgt und die PET kaum zusätzliche kausale Rückschlüsse erlaubt. Beim Normaldruckhydrozephalus, der aus den erweiterten Ventrikeln, dem Tracerverhalten bei der Isotopencisternographie und den abnormen Druckschwellen bei typischem klinischem Bild diagnostiziert wird, findet sich eine unspezifische Stoffwechselreduktion in Höhe der Ventrikel. Schwierig ist manchmal die Differenzierung der bei gehemmten Depressiven auftretenden affektiven Störungen mit Beeinträchtigung von Antrieb und Psychomotorik von ähnlichen Symptomen bei beginnender Demenz. Hier steht zwar das Stoffwechselgesamtniveau in Beziehung zur Stimmungslage, doch entsprechen die Stoffwechselrelationen der Regionen untereinander denen bei Gesunden und sind nicht mit den für Demenzen, besonders AD, charakteristischen Veränderungen vergleichbar [2].

Beurteilung von Medikamenteneffekten

Der Effekt therapeutischer Interventionen bei dementiellen Syndromen ist schwer zu beurteilen, da die Progredienz der Demenz oft langsam oder schubartig erfolgt oder von Phasen ohne merkbare Verschlechterung unterbrochen ist. Interindividuelle Vergleiche sind durch die unterschiedliche Krankheitsdynamik sehr schwierig. Da Stoffwechselstörungen, besonders bei den degenerativen Demenzen vom Alzheimer-Typ, charakteristisch verteilt sind und mit Schweregrad und Dauer der Erkrankung korrelieren, und da die funktionelle Aktivität sich in Stoffwechselwerten widerspiegelt, können solche Messungen evtl. zur Beurteilung von Medikamenteneffekten brauchbar sein. Anhand von Stoffwechseluntersuchungen könnten dann auch therapeutische Erfolge in relativ kurzer Zeit objektiviert werden, innerhalb der sich klinische Verbesserungen bzw. die verzögerte Progredienz der Ausfälle noch nicht abzeichnen.

In den letzten Jahren wurden einige Grundlagen für therapeutische Strategien zur Verbesserung bestimmter klinischer Ausfälle bei seniler oder präseniler degenerativer Demenz vom Typ Alzheimer (AD) erarbeitet. Diese Konzepte beinhalteten Maßnahmen zur Substitution des als spezifisch vermuteten Mangels an Cholinazetyltransferase und des Untergangs cholinerger Neurone [4]. Dies kann durch präsynaptische Erhöhung der Synthese und der Freisetzung von Acetylcholin, durch Hemmung des Abbaus von Acetylcholin an der Synapse und durch postsynaptische Stimulation des Acetylcholinrezeptors erfolgen. Mit allen diesen am cholinergen System ansetzenden Therapien wurden in den letzten Jahren neben Mißerfolgen auch Verbesserungen der für AD typischen Gedächtnisstörungen berichtet, wobei die Hemmung der Cholinesterase mit Tetrahydroaminoacridin in größeren kontrollierten klinischen Studien [36] erfolgreich war. Auch muscarinerge Cholinagonisten konnten die Symptome in nicht zu fortgeschrittenen Fällen verbessern [38]. Vorläufer des Acetylcholins, verabreicht zur Verbesserung seiner Bioverfügbarkeit, waren dagegen nicht wirksam, wenn sie als alleinige Therapieform gegeben wurden, doch wurden spezifische Gedächtnisstörungen bei Kombination mit nootropen Substanzen, die den Hirnstoffwechsel anregen, gebessert [9]. Anwendungen der PET zur Objektivierung von Medikamenteneffekten sind noch selten und waren bisher nur auf kleine Patientengruppen beschränkt. Bei 8 Patienten mit AD stark unterschiedlichen Schweregrades wurde im Verlauf von 6–12 Wochen der Glukosestoffwechsel unter Therapie mit einem muscarinergen Cholinagonisten bestimmt [38]. Unter der Therapie nahm in diesem Zeitraum die globale Stoffwechselrate ab, es zeigte sich aber ein Ausgleich des für AD typischen heterogenen Stoffwechselmusters mit besonderer Reduktion der bei der Ausgangsmessung leicht erhöhten Werte (sensomotorischer und visueller Kortex) und nur geringer Beeinflussung der typisch erniedrigten Werte parieto-occipital bis temporal. Bei Patienten, die sich unter dieser Therapie klinisch stabilisierten und in einigen Funk-

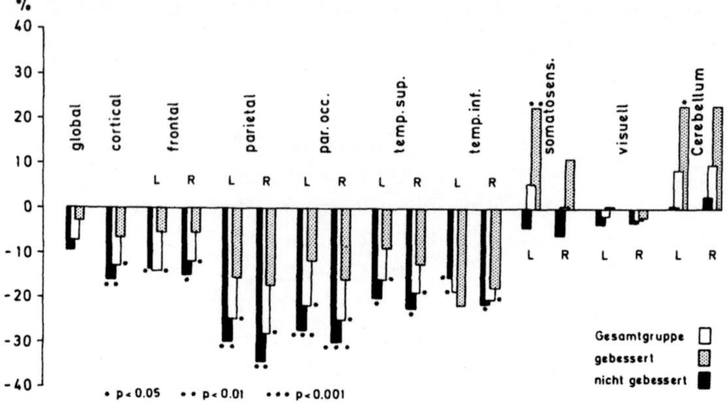

Abb. 6a. Prozentuale Abweichung des globalen und regionalen Glukosestoffwechsels bei 8 Patienten mit Alzheimer-Demenz von den Werten des Normalkollektivs. Patienten, die sich unter Therapie besserten, hatten weniger deutliche Verminderungen in den meisten Regionen als therapieresistente Fälle und deutlich erhöhte Werte im somatosensorischen Kortex und Zerebellum

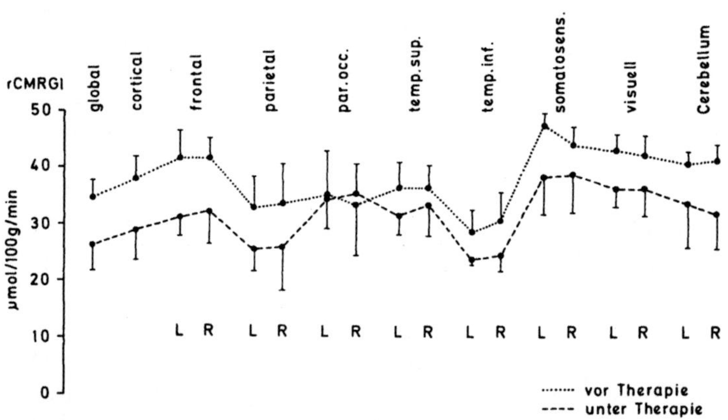

Abb. 6b. Globale und regionale Glukosestoffwechselraten vor und nach 6 Wochen Therapie mit muscarinergem Cholinagonisten in den durch die Behandlung gebesserten Patienten: Angleichung der regionalen Stoffwechselwerte auf insgesamt niedrigerem Niveau

68

tionen bessere Leistungen boten, war dieser Effekt besonders
deutlich ausgeprägt; diese von der Therapie profitierende Gruppe
hatte ursprünglich geringer von der Norm abweichende regionale
Glukosestoffwechselraten und stellte auch die mit geringerem
Schweregrad der AD dar (Abb. 6 a u. b). Diese Studie weist auf die
Wichtigkeit eines frühen Therapiebeginns vor hochgradigen Zell-
untergängen hin und läßt auf die metabolische Entkopplung zwischen einzelnen Hirnregionen als funktionelles Substrat der spezifischen Symptome schließen.
In einer weiteren Studie wurde untersucht, ob Piracetam, das in
Kombination mit Acetylcholinvorläufern Gedächtnisleistungen

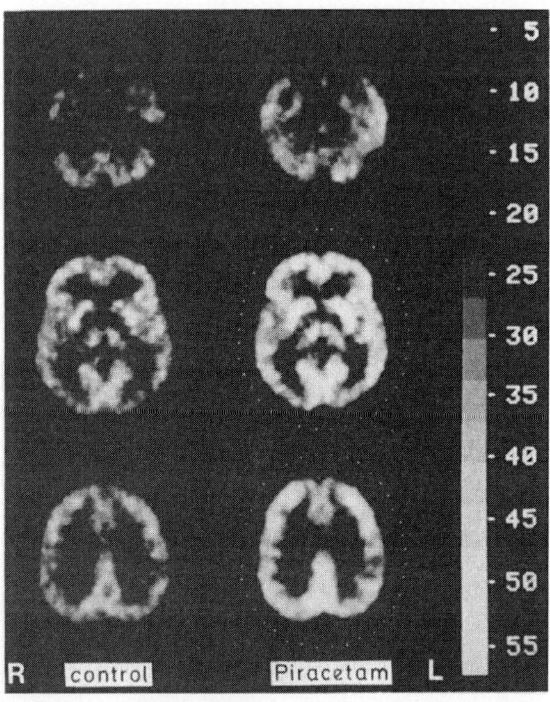

Abb. 7. PET-Bilder des Glukosestoffwechsels in Höhe Zerebellum, Basal-
ganglien/Thalamus und Zentrum semiovale bei Patienten mit AD vor und nach
Behandlung mit Piracetam (2 × 6 g tgl.) für 2 Wochen: in den meisten
kortikalen Arealen nimmt die Stoffwechselrate zu

verbessert [9], eine Stoffwechselwirkung bei AD ausübt. Von 16 Patienten mit dementiellem Syndrom entsprachen 9 den Kriterien für AD, die übrigen 7 wurden als MID oder unklassifizierbar eingeordnet und als Kontrollgruppe verwendet.

Unter der Piracetam-Behandlung (2 × 6 g tgl. durch 14 Tage) nahmen in der AD-Gruppe die Glukosestoffwechselwerte im frontalen, zentralen, parieto-occipitalen, visuellen, auditiven und cingulären Kortex, in Basalganglien und Thalamus zu, während sich in der Nicht-AD-Gruppe keine signifikanten Änderungen zeigten (Abb. 7). Die Unterschiede des Behandlungseffektes zwischen AD- und Nicht-AD-Gruppen waren statistisch signifikant (ANOVA p < 0,02 für Interaktion zwischen Regionen, Behandlung und Gruppe); auf der ANOVA basierend wurde die Zunahme in den einzelnen Regionen mittels gepaarten t-Tests überprüft. Unterstützend für diese Ergebnisse waren Verbesserungen von 5 AD-Patienten während der kurzen Behandlungsphase bezüglich ihrer klinischen Ausfälle und ihrer Leistungen in Tests, doch müssen kontrollierte klinische Studien den breiten klinischen Einsatz von Piracetam bei AD noch rechtfertigen.

Literatur

1. Alavi A, Fazekas F, Chawluk J, Zimmerman R (1987) Magnetic resonance imaging of the brain in normal aging and dementia. In: Meyer JS, Lechner H, Reivich M, Ott EO (eds) Cerebral Vascular Disease 6. Excerpta Medica, Amsterdam New York Oxford, pp 191–195
2. Baxter LR, Phelps ME, Mazziotta JC et al. (1987) Local cerebral glucose metabolic rates in obsessive-compulsive disorder – a comparison with rates in unipolar depression and in normal controls. Arch Gen Psychiat 44: 211–218
3. Chase TN, Fedio P, Foster NL et al. (1984) Wechsler adult intelligence scale performance – cortical localization by fluorodeoxyglucose F18-positron emission tomography. Arch Neurol 41: 1244–1247
4. Coyle JT, Price DL, Delong MR (1983) Alzheimer's disease: A disorder of cortical cholinergic innervation. Science 219: 1184–1190
5. DeLeon MJ, Ferris SH, George AE et al. (1983) Computed tomography and positron emission transaxial tomography evaluations of normal aging and Alzheimer's disease. J Cereb Blood Flow Metab 3: 391–394

6. Duara R, Grady C, Haxby J et al. (1984) Human brain glucose utilization and cognitive function in relation to age. Ann Neurol 16: 702–713
7. Duara R, Grady C, Haxby J et al. (1986) Positron emission tomography in Alzheimer's disease. Neurology 36: 879–887
8. Eriksson L, Bohm C, Kesselberg M et al. (1982) A four ring positron camera system for emission tomography of the brain. IEEE Trans Nucl Si 29: 539–543
9. Ferris SH, Reisberg B, Crook T et al. (1982) Pharmacologic treatment of senile dementia: Choline, L-dopa, piracetam, and choline plus piracetam. In: Corkin S et al. (eds) Alzheimer's Disease: A Report of Progress. Raven Press, New York, pp 475–481
10. Foster NL, Chase TN, Fedio P et al. (1983) Alzheimer's disease: focal cortical changes shown by positron emission tomography. Neurology (Cleveland) 33: 961–965
11. Foster NL, Chase TN, Patronas NJ et al. (1986) Cerebral mapping of apraxia in Alzheimer's disease by positron emission tomography. Ann Neurol 19: 139–143
12. Frackowiak RSJ, Pozzilli C, Legg NJ et al. (1981) Regional cerebral oxygen supply and utilization in dementia. A clinical and physiological study with oxygen-15 and positron tomography. Brain 104: 753–778
13. Friedland RP, Budinger TF, Ganz E et al. (1983) Regional cerebral metabolic alterations in dementia of the Alzheimer type: positron emission tomography with (18F)fluorodeoxyglucose. J Comput Assist Tomogr 7: 590–598
14. Gibbs JM, Frackowiak RSJ, Legg NJ (1986) Regional cerebral blood flow and oxygen metabolism in dementia due to vascular disease. Gerontology 32 (Suppl 1): 84–88
15. Hachinski VC, Iliff LD, Zilkha E et al. (1975) Cerebral blood flow in dementia. Arch Neurol 32: 632–637
16. Haxby JV, Duara R, Grady CL et al. (1985) Relations between neuropsychological and cerebral metabolic asymmetries in early Alzheimer's disease. J Cereb Blood Flow Metab 5: 193–200
17. Haxby JV, Grady CL, Duara R et al. (1986) Neocortical metabolic abnormalities precede nonmemory cognitive defects in early Alzheimer's type dementia. Arch Neurol 43: 882–885
18. Haxby JV, Grady CL, Koss E et al. (1987) Longitudinal study of brain metabolic and neuropsychological heterogeneity in dementia of the Alzheimer type: evidence for subtypes. J Cereb Blood Flow Metab 7 (Suppl 1): S377
19. Hayden MR, Hewitt J, Stoessl AJ et al. (1987) The combined use of positron emission tomography and DNA polymorphisms for preclinical detection of Huntington's disease. Neurology 37: 1441–1447
20. Heiss WD, Pawlik G, Herholz K et al. (1984) Regional kinetic constants and CMRGlu in normal human volunteers determined by dynamic posi-

tron emission tomography of (18F)-2-fluoro-2-deoxy-D-glucose. J Cereb Blood Flow Metab 4: 212–223

21. Heiss WD, Herholz K, Böcher-Schwarz HG et al. (1986) PET, CT, and MR imaging in cerebrovascular disease. J Comput Assist Tomogr 10: 903–911
22. Horwitz B, Duara R, Rapoport SI (1986) Age differences in inter-correlations between regional cerebral metabolic rates for glucose. Ann Neurol 19: 60–67
23. Hounsfield GN (1973) Computerized transverse axial scanning (tomography). I. Description of system. Brit J Radiol 46: 1016–1022
24. Jamieson DG, Chawluk JB, Alavi A et al. (1987) The effect of disease severity on local cerebral glucose metabolism in Alzheimer's disease. J Cereb Blood Flow Metab 7 (Suppl 1): S410
25. Kamo H, McGeer PL, Harrop R et al. (1987) Positron emission tomography and histopathology in Pick's disease. Neurology 37: 439–445
26. Kuhl DE, Metter EJ, Riege WH, Phelps ME (1982) Effects of human aging on patterns of local cerebral glucose utilization determined by the (18F)fluorodeoxyglucose method. J Cereb Blood Flow Metab 2: 163–171
27. Kuhl DE, Metter EJ, Riege WH et al. (1983) Local cerebral glucose utilization in elderly patients with depression, multiple infarct dementia, and Alzheimer's disease. J Cereb Blood Flow Metab 3 (Suppl 1): S494–S495
28. Kuhl DE, Metter EJ, Riege WH, Markham CH (1984) Patterns of cerebral glucose utilization in Parkinson's disease and Huntington's disease. Ann Neurol 15 (Suppl): S119–S125
29. Kuhl DE, Small GW, Riege WH et al. (1987) Cerebral metabolic patterns before the diagnosis of probable Alzheimer's disease. J Cereb Blood Flow Metab 7 (Suppl 1): 406
30. Mazziotta JC, Phelps ME, Carson RE, Kuhl DE (1982) Tomographic mapping of human cerebral metabolism: Sensory deprivation. Ann Neurol 12: 435–444
31. Mazziotta JC, Phelps ME, Pahl JJ et al. (1987) Reduced cerebral glucose metabolism in asymptomatic subjects at risk for Huntington's disease. New Engl J Med 316: 357–362
32. Phelps ME, Huang SC, Hoffman EJ et al. (1979) Tomographic measurement of local cerebral glucose metabolic rate in humans with (F-18)2-fluoro-2-deoxy-D-glucose: Validation of method. Ann Neurol 6: 371–388
33. Reivich M, Kuhl D, Wolf A et al. (1979) The (18F)fluorodeoxyglucose method for the measurement of local cerebral glucose utilization in man. Circ Res 44: 127–137
34. Rossor MN, Emson PC, Mountjoy CQ et al. (1982) Neurotransmitters of the cerebral cortex in senile dementia of Alzheimer type. Exp Brain Res Suppl 5: 153–157
35. Sokoloff L, Reivich M, Kennedy C et al. (1977) The (14C)-deoxyglucose method for the measurement of local cerebral glucose utilization: Theory,

procedure, and normal values in the conscious and anesthetized albino rat. J Neurochem 28: 897–916
36. Summers WK, Majovski LV, Marsh GM et al. (1986) Oral tetrahydroaminoacridine in long-term treatment of senile dementia, Alzheimer-type. New Engl J Med 315: 1241–1245
37. Szelies B, Karenberg A (1986) Störungen des Glukosestoffwechsels bei Pick'scher Erkrankung. Fortschr Neurol Psychiat 54: 393–397
38. Szelies B, Herholz K, Pawlik G et al. (1986) Zerebraler Glukosestoffwechsel bei präseniler Demenz vom Alzheimer-Typ – Verlaufskontrolle unter Therapie mit muskarinergem Cholinagonisten –. Fortschr Neurol Psychiat 54: 364–373
39. Ter-Pogossian MM, Phelps ME, Hoffman EJ, Mullani NA (1975) A positron-emission transaxial tomograph for nuclear imaging (PETT). Radiology 114: 89–98
40. Terry RD, Peck A, De Teresa R et al. (1981) Some morphometric aspects of the brain in senile dementia of the Alzheimer type. Ann Neurol 10: 184–192

Klinische Differentialdiagnose dementieller Erkrankungen unter Berücksichtigung neurophysiologischer Befunde

W.-U. Weitbrecht

Einleitung

Erkrankungen des Gehirns mit progredientem Leistungsabbau finden sich in jedem Lebensalter. So zum Beispiel Aminosäurestoffwechselstörungen und Speicherkrankheiten im Kindesalter, Enzephalitiden (z. B. AIDS), M. Huntington, M. Fahr, Alkoholismus und Multiple Sklerose im frühen und mittleren Erwachsenenalter und später M. Alzheimer, M. Pick und senile Demenz. Diese Aufzählung ist natürlich unvollständig. Ausführlicher sind die möglichen Ursachen schon im Abschnitt über die Neuropathologie dementieller Erkrankungen in diesem Band dargestellt. Wesentliche Aufgabe der klinischen Differentialdiagnose ist, ätiologisch behandelbare Hirnleistungsstörungen von progredienten, zur Zeit nur symptomatisch beeinflußbaren Hirnabbauprozessen abzugrenzen. Während in dem ausgesuchten Patientengut gerontopsychiatrischer Abteilungen oder in Pflegeheimen der Anteil von „Pseudodemenz" auf dem Boden von sehr unterschiedlichen Grunderkrankungen mit nur 10% veranschlagt wird [17], muß man davon ausgehen, daß in den neurologischen Abteilungen der Akutkrankenhäuser oder gar in der nervenärztlichen Praxis insbesondere bei noch leichter Hirnleistungsstörung der Anteil ätiologisch behandelbarer Grunderkrankungen wesentlich höher ist. Foerster und Regli [2] gehen davon aus, daß 20–25% der Patienten die mit einem dementiellen Syndrom zur klinischen Untersuchung kommen, an einer reversiblen organischen Erkrankung leiden und somit durch eine spezifische Therapie gebessert, wenn nicht gar geheilt werden können. Diese Voraussetzung rechtfertigt

Tabelle 1. Differentialdiagnose dementieller Syndrome

Primär degenerative Demenz (Alzheimer Typ)   Multiinfarktdemenz (vaskuläre Demenz)   zusammen etwa 75%
Dementielle Syndrome bei internistischen Erkrankungen: Chronische Herzinsuffizienz, chronisch obstruktive Lungenerkrankungen, Herzrhythmusstörungen, rezidivierende Asystolien, Hypothyreose, Hypoparathyreoidismus, chronische Urämie, Leberzirrhose, M. Whipple, Vitamin-B12-Mangel, Folsäuremangel, Immunvaskulitis, Exsikkose
Dementielle Syndrome bei neurologischen Erkrankungen: chronisch subdurales Hämatom, Hydrozephalus aresorptivus, Hirntumoren, M. Parkinson, Chorea Huntington, Myoklonusepilepsie, Multiple Sklerose, M. Jakob-Creutzfeldt, AIDS-Enzephalitis, chronischer Alkoholismus, chronische Intoxikationen durch Bromide, Barbiturate usw., paraneoplastische Enzephalopathie, Depression   zusammen etwa 25%

bei der Erstuntersuchung eines Patienten aber auch bei ungewöhnlichem Verlauf der Erkrankung einen erhöhten diagnostischen Aufwand. Vor allem internistische Erkrankungen, chronische Intoxikationen und operable Erkrankungen im Bereich des Schädels (siehe Schramm) sollten in der Differentialdiagnose berücksichtigt werden (Tabelle 1). Die klinische Diagnostik sollte daher neben einer genauen Anamnese und gründlichen körperlichen Untersuchung einige Laborparameter und radiologische Zusatzuntersuchungen umfassen (Tabelle 2), wobei natürlich nicht ein starres Programm von Zusatzuntersuchungen durchzuführen ist. Man läßt sich hierbei von klinischem Befund und bisherigem Verlauf der Erkrankung leiten. Relativ kurze Anamnese (z.B. weniger als 1 Jahr), rasche Zunahme der Leistungsstörung, wechselnde Ausprägung und natürlich neurologische Herdsymptome lassen einen dementiellen Abbau degenerativer Genese wenig wahrscheinlich erscheinen. In diesen Fällen sollte die Diagnostik umfassend sein.

Tabelle 2. Klinisches Untersuchungsschema bei dementiellen Erkrankungen

1. Klinische Untersuchung:
ausführliche Anamnese und Fremdanamnese (insbesondere: Verlauf, Medikamente, Alkohol, veg. Symptome usw.)
internistische, neurologische und psychiatrische Untersuchung
2. Radiologische Zusatzuntersuchungen:
Thorax (Herzgröße, Lunge?), Schädel (Verkalkungen), kraniale Computertomographie evtl. mit Kontrastmittel, evtl. Zisternographie, evtl. Angiographie
3. Andere Zusatzuntersuchungen:
EKG, Sonographie, EEG, Dopplersonographie der Halsgefäße, Liquor
4. Laboruntersuchungen:
Blutbild, BSG, Leberwerte, Retentionswerte, Elektrolyte, Schilddrüsenparameter, evtl. Vitamin-B12 und Folsäureblutspiegel, Medikamentenblutspiegel, immunologische Parameter

Ursachen dementieller Syndrome

In früheren Jahren wurde meist nur bei raschem progredientem Hirnleistungsabbau ein atrophischer Prozeß und bei weniger ausgeprägten Störungen eher ein zerebraler Gefäßprozeß als Ursache eines dementiellen Syndroms angenommen. So diagnostizierten Gross, Huber und Schüttler [6] in einer Arbeit, in welcher sie 260 Patienten, mit einem Durchschnittsalter von 62,1 Jahren, mit hirnorganischem Psychosyndrom klinisch und computertomographisch untersuchten, 30% zerebrale Gefäßprozesse, 28,9% Patienten mit Alkohol- und Medikamentenabhängigkeit und nur 3,5% hirnatrophische Prozesse. Sie stellten aber fest, daß nur 19% ihrer als Gefäßprozeß eingeordneten Patienten computertomographisch herdförmige Veränderungen zeigten und nur 6% einen Hirninfarkt in der Vorgeschichte angaben, aber bei 82,1% der Fälle waren im Computertomogramm hirnatrophische Veränderungen nachweisbar. Eine neuropathologische Überprüfung der Diagnosen war nicht erfolgt. Vergleichende klinische und pathologisch-anatomische Studien haben gezeigt, daß nur in 20–22% der Fälle Ursache einer Demenz ein vaskulärer Prozeß ist. In ca. 50% liegt eine Hirnatrophie vom Alzheimer-Typ vor [9, 22], der Rest

Tabelle 3. Ischämieskala [7]

Anamnese:	
Abrupter Beginn	2
Stufenweise Verschlechterung	1
Fluktuierender Verlauf	2
Nächtliche Verwirrtheit	1
Hochdruck Anamnese	1
Insultanamnese	2
Fokale neurologische Symptome	2
Befund:	
Relative Bewahrung der Persönlichkeit	1
Depression	1
Affektinkontonenz	1
Allgemeine Arteriosklerosezeichen	1
Fokale neurologische Symptome	2

entfällt auf Mischformen und andere Ursachen. Die Differenzierung zwischen primär degenerativer und Multiinfarktdemenz ist mit Hilfe der Ischämieskala [7] meist schon mit rein klinischen Kriterien möglich. Die Validität dieser Skala ist durch elektroenzephalographische, angiographische und pathologisch-anatomische Untersuchungen belegt [3, 8, 16, 19]. Ein Score über 7 spricht für eine Multiinfarktdemenz, unter 4 für eine primär degenerative Genese und Werte zwischen 4 und 7 lassen an Mischformen denken (Tabelle 3). Untersucht man ein Kollektiv von Patienten mit Multiinfarktdemenz oder primär degenerativer Demenz, so bilden sich zwei klar abgegrenzte Gruppen [12], was für eine gute Trennschärfe der Ischämieskala spricht.

Bei dementiellen Syndromen vaskulärer Ätiologie (Diskonnektionssyndrome) finden sich histologisch Mikroinfarkte in den verschiedensten Hirnregionen, vor allem in Hippokampus, Thalamus und hinterem Balkendrittel [20, 22]. Bei größeren Territorialinfarkten beobachteten Ladurner et al. [11], daß Hirninfarkte der dominanten Hemisphäre häufiger mit Demenz kombiniert sind als der nichtdominanten. Extrakranielle Stenosen und Verschlüsse der Aa. carotides spielen in der Pathogenese vaskulärer dementieller Syndrome eine geringere Rolle als arteriosklerotische Veränderungen der intrakraniellen Arterien. Vor allem Stenosen und Verschlüsse im vertebrobasilären und Posteriorstromgebiet überwiegen bei Patienten mit vaskulärer Genese der Demenz [5]. Dies muß im Rahmen der klinischen Diagnostik bei der Wertung dopplersonographischer und angiographischer Befunde zur Frage der Pathogenese einer Demenz berücksichtigt werden.

EEG-Aktivität

Bei rigoroser Auslese völlig gesunder alter Menschen zeigt sich, daß die Annahme einer mit dem Alter zunehmenden Verlangsamung des Alpharhythmus im Elektroenzephalogramm (EEG) und eines vermehrten Auftretens temporaler Thetawellen ebensowenig zutreffend ist wie die Annahme, daß Demenz Ausdruck des normalen Alterns bei Gesunden sei [1, 10]. Es ergab sich jedoch, daß eine Verlangsamung im EEG direkt mit einer Leistungsminderung unterschiedlicher Ätiologie korreliert [15]. Ein Zusammenhang zwischen Leistungsstörung und Ausmaß der im Computertomogramm nachweisbaren Atrophie konnte jedoch nicht festgestellt werden [18]. Diese Korrelation der Verlangsamung der EEG-Aktivität mit der Leistungsstörung ist eine wichtige Hilfe in der Erkennung einer Pseudodemenz bei Depressionen im Alter, so daß gerade bei dieser Fragestellung die Ableitung eines EEG die wichtigste differentialdiagnostische Hilfe sein kann. Eine Differenzierung zwischen vaskulärer und primär degenerativer Demenz ist durch das EEG nicht immer möglich. Jedoch sind eine herdförmige langsame Aktivität, das Auftreten einer temporalen Theta-Delta-Dysrhythmie oder ausgeprägte Frequenzschwankungen zwischen den Elektroden und während der Ableitung eher typisch für eine vaskuläre Genese der Demenz [13]. Eine Verlangsamung der EEG-Grundaktivität als unspezifische, reversible Veränderung findet sich auch als Folge internistischer Erkrankungen, wie zum Beispiel bei Herzinsuffizienz oder bei Hypoxidose auf dem Boden von Lungen- oder Bluterkrankungen. In diesen Fällen hat der klinische Befund mehr Gewicht als EEG und

Computertomographie. Erst nach der Behandlung der internistischen Erkrankungen kann beurteilt werden, ob zusätzlich noch ein Hirnabbauprozeß wahrscheinlich ist.

Auch evozierte Potentiale verändern sich charakteristisch bei zerebralen Leistungsstörungen, wobei die Veränderungen nicht krankheitsspezifisch sind, sondern eher mit dem Schweregrad des dementiellen Abbaus korrelieren. Bei Ableitung visuell-blitzevozierter Potentiale sind die frühen Potentialkomponenten bei seniler und präseniler Demenz verlängert und die Amplituden erhöht [23]. Leitet man kognitive Potentiale ab, z.B. indem man dem Patienten zwei verschiedene Töne in einer Zufallsfolge anbietet und den selteneren zählen läßt (Abb. 1, 2), so ist die späte kogni-

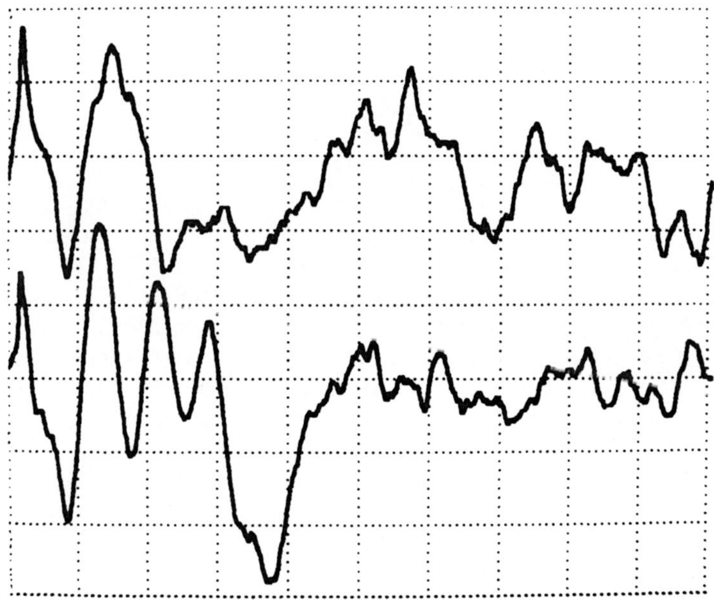

Abb. 1. Spätes akustisch evoziertes Potential eines 33jährigen Gesunden. Oben Summation der kortikalen Antwort auf den häufigeren Ton. Unten Summation der kortikalen Antwort auf den selteneren Ton, den der Patient zählt mit dem hier nach unten gerichteten kognitiven Potential (Zeitachse pro Einheit 50 ms)

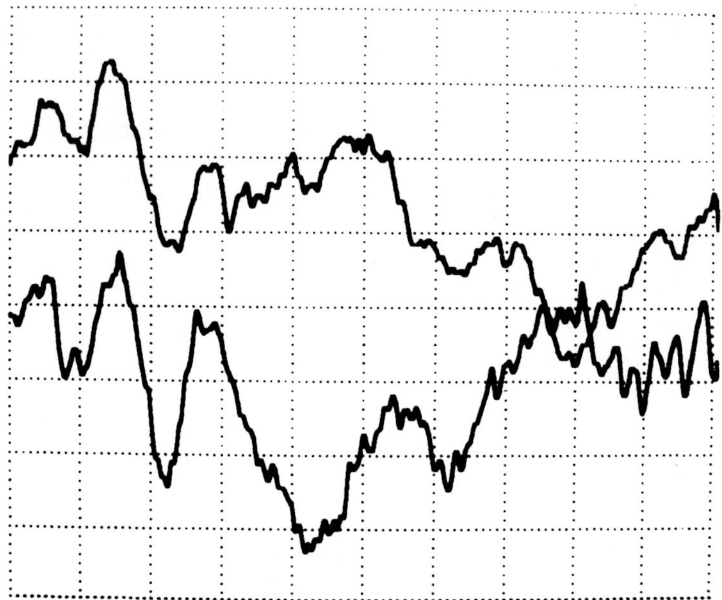

Abb. 2. Entsprechende Ableitung bei einem 35jährigen mit Alkohol beding-
tem Hirnabbau und dementsprechend verspätetem kognitiven Potential

tive Komponente (P-3) der akustisch evozierten Potentiale verzögert und amplitudengemindert [21]. Dabei ist jedoch zu beachten,
daß die Latenz des kognitiven Potentials alters- und von der Ver-
suchsanordnung abhängig ist, so daß laborspezifische Normwerte
erhoben werden müssen [14]. Untersucht man kognitive
Potentiale mit Hilfe des Brain-mapping, so scheint eine veränderte
Topik der Potentialverteilung ätiologische Rückschlüsse zuzulas-
sen [4].

Literatur

1. Duffy FH, Albert MS, McAnulty G, Garvey AJ (1984) Age-related differences in brain electrical activity of healthy subjects. Ann Neurol 16:
   430–438

2. Foerster K, Regli F (1980) Zur Aetiologie dementieller Syndrome. Fortschr Neurol Psychiat 48: 207–219
3. Frackowiack RSJ, Pozzilli C, Legg NJ, Du Boulay GH, Marshall J, Lenzi GL, Jones T (1981) Regional cerebral oxygen supply and utilization in dementia. Brain 104: 753–778
4. Frölich L (1987) Diskussionsbemerkung. Herbstsymposium Gummersbach 7.11.
5. Goldenberg G, Samec P (1981) Zur Differentialdiagnose vaskulär bedingter dementieller Syndrome. Nervenarzt 52: 405–414
6. Gross G, Huber G, Schüttler R (1982) Psychopathologische und computertomographische Befunde bei neuropsychiatrischen Alterserkrankungen. Fortschr Neurol Psychiat 50: 241–246
7. Hachinski VC, Iliff LD, Zilkha E, Du Boulay GH, McAllister VL, Marshall J, Russell RWR, Symon L (1975) Cerebral blood flow in dementia. Arch Neurol 32: 632–637
8. Harrison MJG, Thomas DJ, Du Boulay GH, Marshall J (1979) Multi-infarct dementia. J Neurol Sci 40: 97–103
9. Jellinger K (1976) Neuropathological aspects of dementia resulting from abnormal blood and cerebrospinal fluid dynamics. Acta Neurol Belg 76: 83–102
10. Katz RI, Horowitz GR (1982) Electroencephalogram in the Septuagenerian: studies in a normal geriatric population. J Am Geriat Soc 3: 273–275
11. Ladurner G (1983) Zur Bedeutung der apparativen Diagnostik bei der ätiologischen Zuordnung dementieller Prozesse. Nervenarzt 54: 171–180
12. Ladurner G, Bertha G, Pieringer H, Lytwin H, Lechner H (1981) Klinische Unterscheidungskriterien bei vaskulärer (Multiinfarkt) und primär degenerativer Demenz (Alzheimer). Nervenarzt 52: 401–404
13. Müller F, Schwarz G (1978) Electroencephalograms and autopsy findings in Gerontopsychiatry. J Gerontol 33: 504–513
14. Olbrich HM (1987) Ereigniskorrelierte Hirnpotentiale und Psychopathologie. Nervenarzt 58: 471–480
15. Ono K, Mameya G, Shimada D, Yamashita M (1982) EEG correlation with intelligence test performance in senescence: a new pattern-discriminative approach. Int J Neurosci 16: 47–52
16. Radue EW, Du Boulay GH, Harrison MJG, Thomas DJ (1981) Comparison of angiographic and CT findings between patients with multi-infarct dementia and those with dementia due to primary neuronal degeneration. Neurorad 16: 113–115
17. Reisberg B (1986) Hirnleistungsstörungen: Alzheimersche Krankheit und Demenz. Edition Psychiatrie, Beltz Verlag, Weinheim München
18. Roberts MA, McGeorge AP, Caird FI (1978) Electroencephalography and computerized tomography in vascular and non-vascular dementia in old age. J Neurol Neurosurg Psychiat 41: 903–906

19. Rosen WG, Terry RD, Fuld PA, Katzmann R, Peck A (1980) Pathological verification of ischemic score in differentiation of dementias. Ann Neurol 7: 486–488
20. Schneider H (1983) Morphologie der chronisch zerebrovaskulären Insuffizienz. Therapiewoche 33: 1185–1192
21. Syndulko K, Hansch EC, Cohen SN, Pearse JW, Goldberg Z, Montan B, Tourtellotte WW, Potvin AR (1982) Long-Latency event-related potentials in normal aging and dementia. In: Courjon J, Maugiere F, Ravol M (ed) Clinical applications of evoked potentials in neurology. Advances in Neurology. Raven Press, New York, Vol 32: 279–285
22. Tomlinson BE, Blessed G, Roth M (1970) Observation on the brains of demented old people. J Neurol Sci 11: 205–242
23. Visser SL, Stam FC, Van Tilburg W, Den Velde W, Blom JL, De Rijke W (1976) Visual evoked response in senile and presenile dementia. Electroenceph Clin Neurophysiol 40: 385–392

Neurochirurgische Differentialdiagnose und Therapie dementieller Prozesse

J. Schramm

Einleitung

Behandelbare Demenz

Der Gebrauch des Wortes „Demenz" impliziert im Deutschen häufig eine im späteren Leben erworbene bleibende Geistesschwäche, der meist ein organischer Hirnprozeß zugrundeliegt (Wörterbuch der Medizin Zetkin-Schaldach). Im angloamerikanischen Sprachgebrauch wird der Ausdruck „Dementia" weiträumiger gefaßt. Er stellt die allgemeine Benennung für Abnahme der geistigen Leistungsfähigkeit dar (Dorland's Medical Dictionary). Die unterschiedlichen semantischen Ansätze und der tatsächliche klinische Gebrauch im deutschen und anglo-amerikanischen Sprachraum sind an anderer Stelle kompetenter behandelt.
Die Verknüpfung der Begriffe „Demenz" und „chirurgische Therapie" ruft zunächst ein gewisses Erstaunen hervor. Dieses Erstaunen ist sicher auch berechtigt, muß man doch davon ausgehen, daß nur ein geringer Teil der klinisch manifesten, mit einer Demenz verbundenen Krankheitsbilder einer irgendwie gearteten Therapie zugänglich ist. Verschiedene Autoren schätzen den Anteil behandelbarer Demenzen auf 10% bis 20% an einem großen unausgelesenen Krankengut ein [5, 7, 10, 20, 31, 42]. Einige Autoren bis auf 30%, es handelte sich um ein ausgesuchtes Krankengut, nicht um eine epidemiologische Feldstudie [11]. In der Tat sind schon 1965 von Adams und Mitarb. [1] in der Differentialdiagnose der behandelbaren Demenzen verschiedene Krankheitsbilder aufgezählt worden, bei denen nicht nur am Symptom „dementielle Entwicklung" einzuwirken versucht wird, sondern bei denen

eine kausale Therapie zum permanenten Verschwinden der Demenz führen kann: Chronisch subdurales Hämatom, chronische Tablettenintoxikation, Spätbild der Syphillis, Hirntumor, chronisch-hepatische Enzephalopathie, chronische Kryptokokkenmeningitis, Hypothyreose, Cushing-Syndrom. In kürzlich erschienenen Übersichtsarbeiten werden (allein aus dem Bereich der intrakraniellen Erkrankungen) noch die frontalen Abszesse, die tuberkulöse Meningitis und die Aquäduktstenose hinzugefügt. Daneben werden zahlreiche Systemerkrankungen aufgeführt, die ebenfalls mit dementiellen Syndromen vergesellschaftet sein können (z. B. die Hypothyreose, Kollagenosen oder toxisch bedingte Demenzen), die nicht Gegenstand dieses Kapitels sind [2, 31].

Inzidenz therapierbarer dementieller Prozesse

In diesem Kapitel soll die kleine Gruppe der intrakraniell verursachten und durch den Neurochirurgen behandelbaren dementiellen Syndrome von besonderem Interesse sein. Dabei stellt die Demenz jedesmal nur *ein* Symptom im Rahmen eines komplexen Krankheitsgeschehens dar. Häufig ist die Demenz dann allerdings das führende oder das am ehesten bemerkte Symptom. Es soll auch Sinn dieses Kapitels sein, das Bewußtsein dafür zu wecken, daß die Demenz im Einzelfall immer wieder eine überraschend einfache Ursache haben kann und mit guten Erfolgsaussichten behandelt werden kann.
Daher sei auf einige Arbeiten hingewiesen, die das Vorkommen organischer und meist gut behandelbarer dementieller Syndrome von Patientengruppen untersucht haben. So fanden sich bei 40 Patienten, die unter dem Überbegriff „Demenz" abgeklärt wurden, je ein chronisch subdurales Hämatom und Gliom des Corpus callosum [21]. Unter 60 Patienten mit „progressivem intellektuellem Abbau" fand Freemon [11] zwei Patienten mit chronischem Subduralhämatom und 7 Patienten mit einem Normaldruckhydrozephalus. Harrison und Marsden untersuchten 1972 90 Patienten mit angeblich präseniler Demenz, davon hatten zwei einen raumfordernden Prozeß und fünf einen Normaldruckhydro-

zephalus [17]. Wells fand bei 222 Dementen 28 operativ therapierbare Ursachen, sowie 13 andere therapierbare Demenzen [42].
Bei 136 chronisch schizophrenen Kranken fanden sich zwei chronisch subdurale Hämatome, ein Menigniom und eine Pinealiszyste
[7]. Dazu muß einschränkend gesagt werden, daß chronisch Schi-
zophrene unabhängig von ihrem Grundleiden ein chronisch subdurales Hämatom erwerben können und daß letzteres nicht auto-
matisch die Ursache für die dementielle Symptomatik sein muß.
Andererseits schärft diese Arbeit gleichzeitig den Blick dafür, daß
auch Patienten mit einem primär chronischen psychiatrischen Leiden, das an sich eine Demenz ausreichend erklärt, unabhängig
davon eine organische zerebrale Erkrankung bekommen können.
Diese Befunde werden durch die Arbeit von Cole [5] unterstützt,
der in einem südafrikanischen Krankenhaus, das der Versorgung
chronisch-psychiatrischer Kranker diente, in einem Sektionsgut
von 200 Fällen 14 chronisch subdurale Hämatome und 12 andere
raumfordernde intrakranielle Prozesse nachwies [5] (Tabelle 1).

Neurochirurgisch behandelbare dementielle Prozesse

Aus der sehr vielgestaltigen Gruppe der therapierbaren Demenzen sollen hier eingehend vier Krankheitsbilder besprochen werden, die, falls überhaupt, ausschließlich neurochirurgisch behandelt werden können. Es handelt sich um das chronische Subduralhämatom, den Normaldruckhydrozephalus, um den intrakraniellen Tumor und um große arteriovenöse Mißbildungen. Bei dreien
von ihnen spielt ein erhöhter intrakranieller Druck als auslösender
Faktor eine Rolle. Beim arteriovenösen Angiom ist die Ursache
nicht völlig geklärt, unterstellt wird hier eine chronische Minderdurchblutung des umgebenden Hirngewebes [41, 45]. Die weiter
oben angefügten Diagnosen frontaler Abszeß- und Aquäduktste-
nosen lassen sich zwanglos in die eben genannten Gruppen ein-
fügen.
Für diese Krankheitsbegriffe gilt, was Biedert et al. [2] für den
erweiterten Gebrauch des Terminus „Demenz" gesagt haben: Es
fallen hier auch leichtere kognitive Störungen darunter, sofern sie

schwer genug sind, um die sozialen und beruflichen Leistungen des betreffenden Patienten zu beeinträchtigen [2]. Auch werden hier „reversible" Erscheinungsbilder miterfaßt, falls sie die Kriterien für eine solche Zuordnung erfüllen. Es darf also nochmals hervorgehoben werden, daß in diesem Abschnitt neben den klassischen schweren Verläufen einer dementiellen Entwicklung auch solche leichteren Verläufe eingeschlossen sind, deren gemeinsamer Nenner neben der Demenz die Reversibilität, mindestens aber die partielle Reversibilität nach erfolgreicher Therapie ist.

Das chronisch subdurale Hämatom (SDH)

Ätiologie

Die Genese des chronisch subduralen Hämatoms ist noch nicht mit aller Sicherheit geklärt. Unbestritten ist, daß es zur Ausbildung von sog. Neomembranen im Subduralraum kommt [28]. Genauso unbestritten ist, daß es in diesem nun immer größer werdenden Raum immer wieder zu frischen Einblutungen kommt. Weiterhin gibt es die These, daß die Größenzunahme des subduralen Hämatoms durch den onkotischen Gradienten zwischen Hämatom und Liquor kommen soll. Neuere Untersuchungen nehmen mehrere Faktoren an, bei denen neben den Neomembranen rezidivierende kleinere Blutungen aus den Gefäßen der Neomembranen für die Vergrößerung des Hämatoms angeschuldigt werden [28]. Letztlich ungeklärt bleibt jedoch, warum es nach einem relativ banalen Schädel-Hirn-Trauma überhaupt zur Ausbildung solcher Neomembranen kommen soll, obwohl die Organisation eines Hämatoms durch die Bildung von Granulationsgewebe mit Kapillaren ein klassischer Pathomechanismus ist. Koagulopathien und Antikoagulationsbehandlung fördern die Entstehung des SDH und stellen somit einen Risikofaktor dar. Vereinzelt ist auch eine meningeale Leukose oder diffuse Kalottenmetastasierung als Ursache gefunden worden (0,5% des Erlanger Krankengutes).

Vorkommen

Das chronisch subdurale Hämatom ist eine Erkrankung des höheren Lebensalters. In einer sorgfältigen Untersuchung des Krankengutes und des autoptischen Materials in einem überschaubaren Sektor Finnlands beschrieben Fogelholm und Waltimo [9] eine Inzidenz von 1,7/100000 Einwohner, aber einen Gipfel bei den über 70jährigen mit 7,4 Betroffenen/100000 Einwohner. Diese Studie stammt aus der Ära vor Einführung der Computertomographie. Im Krankengut der Erlanger Neurochirurgie (211 Fälle) waren 61% älter als 60 Jahre, der Altersgipfel lag zwischen dem 70. und 80. Lebensjahr [24].

Symptomatik

Die Klinik des chronisch subduralen Hämatoms kann vom Verlauf her neben intermittierend auftretenden frühen Symptomen, vor allen Dingen den langsam progredienten Verlauf über Wochen und Monate aufzeigen. Die anfangs auch mal intermittierenden Symptome können über Monate auftreten und durchaus den Charakter transienter ischämischer Attacken haben [30, 43]. Bei subtiler Erhebung der Diagnose, bei der regelmäßig auf die Fremdanamnese aus dem Familienkreis zurückgegriffen werden sollte, läßt sich fast immer ein vor Monaten oder Wochen eingetretener *Leistungsknick* eruieren. Dieser Leistungsknick läßt sich – anders als bei der senilen Demenz – häufig einem engen Zeitraum zuschreiben, der gelegentlich vom Patienten, immer von den Angehörigen, selbst angegeben werden kann. Neben den klassischen Symptomen des dementiellen Abbaus wie Verlangsamung, Wesensänderung und intellektuelle Einschränkung, treten im späteren Stadium Kopfschmerzen dazu, gelegentlich begleitet von uncharakteristischem Schwindel. Noch später kann es dann zu Zeichen der Raumforderung mit einer Halbseitensymptomatik kommen. Die Halbseitensymptomatik ist häufig sehr subtil, äußert sich z. B. nur in einer Ungeschicklichkeit oder in vermehrtem Stolpern und bei der neurologischen Untersuchung nur in einer Absinktendenz. Besonders hilfreich sind *fokale Zeichen* wie diskrete oder mittelgradige aphasische Störungen oder auch fokale Jackson-Anfälle. Charakteristischerweise berichten die Patienten oft nicht spontan über sensible Jackson-Anfälle, diese müssen eher gezielt aus dem Patienten herausgefragt werden.

Differentialdiagnose

Die Diagnose des chronisch subduralen Hämatoms ist nur dann einfach, wenn die blande Symptomatik sehr bald auf ein mittelschweres oder gar schweres Schädel-Hirn-Trauma folgt oder fokale neurologische Zeichen vorliegen. Die klinische Symptomatik kann jedoch außerordentlich verschieden sein und viele falsche Spuren legen [35]. Diese reichen vom Bild der chronisch zerebrovaskulären Insuffizienz bis zum klassischen Bild der transienten ischämischen Attacken [21, 23, 29, 30, 39, 43]. Die Symptomatologie und Vorgeschichte kann so schwierig und so täuschend sein, daß bei den 73 Fällen in unserer Serie von über 200 Fällen, die primär in einer neurologischen Klinik behandelt wurden, zunächst sechsmal die Diagnose Entzugsdelir, einmal die Diagnose Meningitis, einmal die Diagnose multiple Sklerose und sogar einmal die einer Schizophrenie gestellt wurde [24].
Die Diagnostik ist dadurch erschwert, daß die Patienten sich häufig nicht an ein Schädel-Hirn-Trauma erinnern können und daß bei einem nicht geringen Teil der Fälle auch kein banales, geschweige denn ein größeres Schädel-Hirn-Trauma eruierbar ist. Es kann lange dauern bis es zum Auftreten neurologischer Herdzeichen kommt und immer wieder bildet die nur langsam progrediente Demenz das führende Zeichen. So wiesen im eigenen Krankengut 71% eine dementielle Wesensänderung auf, aber nur 60% ein (wenn auch meist nur geringes) Schädel-Hirn-Trauma. Demgegenüber wiesen 22% unserer Patienten eine Bewußtseinsstörung auf, die in der Mehrzahl der Fälle nur in einer leichten Somnolenz bestand, im kleineren Teil aber bis zur Bewußtlosigkeit reichen konnte [24].
Wenn man die aus der inneren Medizin überwiesenen Patienten nach den dort registrierten Einweisungsdiagnosen aufgliedert, so stehen hier andere Krankheitsbilder im Vordergrund: Die zere-

bro-vaskuläre Insuffizienz mit 22%, die kardial Dekompensation mit 24%, aber auch das endogene Koma mit 16%. Daß ein Entzugsdelir mit 12% vorkommt, verwundert bei der häufigen Assoziation des chronisch subduralen Hämatoms mit Alkoholabusus nicht, besonders bei den Patienten im mittleren Lebensalter. Die bunte Vielfalt der klinischen Präsentationen spiegelt sich auch in der Aufschlüsselung der zuweisenden Kliniken wider. Von 211 Patienten mit einem chronisch subduralen Hämatom kamen 73 aus der Neurologie und Psychiatrie, 50 aus der inneren Medizin, 26 aus der Chirurgie, einer aus der Augenklinik, zwei aus der Kinderklinik und 59 Patienten (entsprechend 28%) wurden primär der Neurochirurgie zugewiesen. Potter [35] hat das chronisch subdurale Hämatom als den großen Imitator oder das „Chamäleon" unter den neurologisch-neurochirurgischen Diagnosen bezeichnet. Wie gut dieser Imitator funktioniert, beweist die Tatsache, daß ein Großteil unserer Patienten unter den oben angeführten Verdachtsdiagnosen lange Zeit, zum Teil wochenlang, behandelt wurde.

Diagnostik

Für die Diagnose des chronisch subduralen Hämatoms stellt der erste Schritt dar, an seine Existenz zu denken. Ist dies geschehen, ist die diagnostische Sicherung mit Hilfe des Computertomogrammes fast nicht mehr zu verhindern. Aber gerade die Verdachtsdiagnose liegt in den Händen der primär behandelnden Ärzte, also in erster Linie der niedergelassenen Ärzte und der Ärzte der Aufnahmestationen. Im Computertomogramm ist das chronisch subdurale Hämatom eine sichelförmige, selten bikonvexe raumfordernde Läsion, über die Oberfläche der Hemisphäre ausgedehnt, sehr häufig vom Frontalpol bis zum Occipitalpol reichend. Die meisten SDH sind im CT hypodens. Die Dichtewerte der Hämatomflüssigkeit können wegen frischer Einblutungen über denen des Gehirns liegen, wobei es zahlreiche Zwischenformen gibt (Abb. 1). Ein gewisses Problem stellt das bilaterale chronisch subdurale Hämatom dar [14, 20]. Hier fehlt die Verlagerung der Mittellinienstrukturen, häufig ist auch die Ventrikelkompression

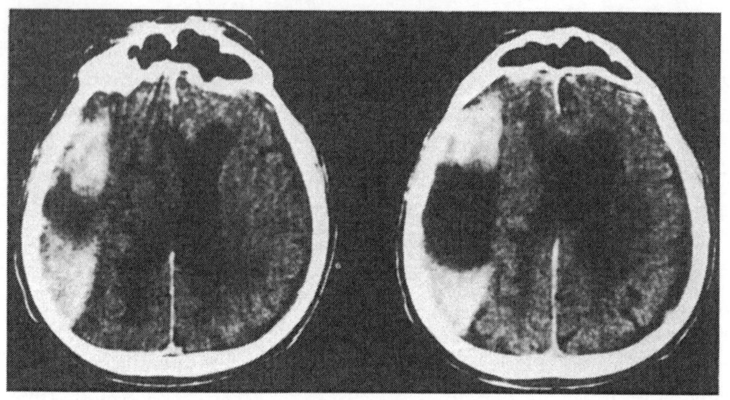

Abb. 1. Ausgedehntes linksseitiges chronisch subdurales Hämatom mit frischer Einblutung und deutlicher Mittellinienverlagerung. Der frisch eingeblutete Bezirk ist hyperdens, das chronisch subdurale Hämatom älterer Genese ist hypodens. [Alle neuroradiologischen Bilder stammen aus der Neuroradiologischen Abteilung (Prof. W. Huk) des Kopfklinikums, Universität Erlangen-Nürnberg]

dadurch symmetrisch und fällt nicht so sehr ins Auge. Lediglich das völlige Fehlen jeglicher Sulci bei dem meist hohen Alter der Patienten kann der einzige Hinweis auf ein bilaterales chronisch subdurales Hämatom sein, wenn es sich im CT als isodens darstellt. Die CT-Diagnose des bilateralen isodensen chronisch subduralen Hämatoms ist für den Kollegen, der nur gelegentlich ein CT-Bild befundet, nach wie vor schwierig. Diese Schwierigkeit wird noch dadurch verstärkt, daß Patienten mit SDH häufig keine Halbseitensymptomatik aufweisen, sondern lediglich das Bild der chronischen Demenz oder einer Bewußtseinstrübung.

Die Standardprozedur für die Diagnostik bleibt dennoch das Computertomogramm, lediglich im seltenen Ausnahmefall eines primär unergiebigen Computertomogrammes wird man zum Kernspintomogramm greifen. Im Kernspintomogramm sind die meisten chronisch subduralen Hämatome hyperintens, vereinzelt sind jedoch auch iso- oder hypointense chronische Subduralhämatome beschrieben.

90

Therapie und Prognose

Die Therapie besteht zunächst in einem auf etwa Markstückgröße erweiterten Bohrloch, durch das nach Duraeröffnung die Hämatomhöhle ausgespült werden kann. Da das Gehirn von der Kalotte weit abgedrängt ist, hat man einen guten Einblick in die Hämatomhöhle, die nur mit schwarz-brauner Flüssigkeit gefüllt ist. Bei frischeren Einblutungen lassen sich hierdurch auch frische Koagel absaugen. Da das Gehirn sich nicht sofort wieder ausdehnt, bleibt immer ein gewisses Resthämatom, das bis zu seiner vollständigen Rückbildung zwei bis vier Wochen benötigen kann. In die Hämatomhöhle kann, muß aber nicht, eine Drainage mit kontinuierlichem Absaugen des Resthämatoms eingelegt werden [8, 24, 28]. Bei 10–25% der Patienten muß im Verlauf der nächsten 1–3 Wochen die Hämatomhöhle nochmals durch eine Bohrlochtrepanation ausgespült werden, da die Symptomatik wieder zunimmt. Mit diesem relativ einfachen und vor allen Dingen für den Patienten nicht belastenden und sehr komplikationsarmen Eingriff lassen sich etwa 97% der chronisch subduralen Hämatome zur Abheilung bringen. Von 144 Patienten einer unveröffentlichten eigenen Serie mußten nur 5 groß trepaniert werden.
Nach der Druckentlastung sind die Patienten in der Regel in kürzester Zeit wieder wach und die fokale Symptomatik wie Hemiparese oder Aphasie bilden sich schnell zurück. Fokale Krampfanfälle können sowohl vor wie auch nach Hämatomentlastung in einem kleinen Teil der Patienten (etwa 10%, in einzelnen Arbeiten bis zu 40%) beobachtet werden. Sollte es trotz zweifacher Bohrlochtrepanationen erneut zu klinischer Symptomatik kommen, muß schließlich eine große osteoplastische Trepanation durchgeführt werden. Hierbei erhält man ausgedehnten Einblick auf die gesamte Hemisphäre, so daß es nun möglich ist, die Membranen sowohl von der Durainnenseite, wie auch von der Pia der Hirnoberfläche vorsichtig abzulösen. Da die Membranen gelegentlich sogar über die Mantelkante in den Interhemisphärenspalt oder auf der Basis umschlagen, ist eine vollständige Membranentfernung durch diesen Zugang nicht in jedem Fall möglich. Da das Abziehen der Membranen für das Gehirn traumatisierend

ist, können die Patienten nach einem solchen Eingriff einen protrahierten und gelegentlich sogar komplizierten Verlauf haben. Nach der Trepanation sind langanhaltende Bewußtseinsstörung mit langdauernder Intensivtherapie leider immer wieder zu beobachten, wobei gerade die Intubation und Langzeitbeatmung von alten Leuten schlecht toleriert wird. Auf diese Weise ist die Morbidität wie auch Mortalität der großen Trepanation, die um 10% liegt, leicht zu erklären. Diese Folgeerscheinungen des großen Eingriffes hatten zur Entwicklung der relativ komplikationsarmen Methode des erweiterten Bohrloches mit Ausspülung der Hämatomhöhle geführt. Wir haben seit einiger Zeit eine Modifikation der Bohrlochdrainage eingesetzt, bei der nach der initialen Spülung eine Plastikkapsel in das Bohrloch eingesetzt wird, von der aus ein abgewinkelter Silikonkatheter in die Hämatomhöhle geführt wird [25]. Beim Wiederauftreten einer neurologischen Symptomatik oder stärkerer Kopfschmerzen, die verbunden sind mit Größenzunahme des Resthämatoms im Computertomogramm kann perkutan die Kapsel anpunktiert und der Subduralraum wieder verkleinert werden. Durch diesen Eingriff haben wir durchschnittlich 25 ml Hämatomflüssigkeit (im Maximalfall 90 ml) abpunktiert. Die daraufhin beobachtete Verbesserung der Bewußtseinslage und die Abnahme der Kopfschmerzsymptomatik war frappant. Auf diese Weise konnte sehr oft eine erneute Bohrlochtrepanation vermieden werden.

Der Normaldruckhydrozephalus (NDH)

Der Normalhydrozephalus als eigenständiges Krankheitsbild wurde erstmals von der Arbeitsgruppe um Hakim und Adams Mitte der 60er Jahre beschrieben [1, 15]. Auch andere Autoren hatten verwandte Beobachtungen gemacht [29, 44]. Der Name weist auf eine Besonderheit dieses Krankheitsbildes hin. Es handelt sich um eine Ventrikelerweiterung, also eine Erhöhung des Liquorvolumens, ohne daß primär erhöhte Hirndruckwerte gemessen werden können, wobei aber noch ein Druckgradient zwischen Ventrikel und Hirn besteht. Der Titel der Arbeit, in der

auf die Behandelbarkeit des Normaldruckhydrozephalus hingewiesen wird, weist auf die Besonderheiten hin. "Symptomatic
occult hydrocephalus with normal cerebrospinal fluid pressure"
[15]. Der Terminus "occult" zeigt an, daß es sich um einen
Erwachsenen-Hydrocephalus mit fehlender Zunahme des Schä-
delumfangs handelt. Trotz normalen Liquordrucks sei diese
Hydrozephalusform "symptomatic".

Ätiologie

Als ätiologische Faktoren für die Genese des NDH wird eine
abgelaufene Meningitis, eine Subarachnoidalblutung oder ein
Zustand nach Hirnkontusion angesehen, wobei aber in 50–60%
der Fälle kein ätiologischer Faktor herauszuarbeiten war. Ausführliche Diskussion bei Geschwind [12]. Den genannten Faktoren ist eine Beeinträchtigung der Liquorzirkulation und Beeinträchtigung (nicht Aufhebung) der Resorption gemeinsam.
Die kontinuierliche Messung des Liquordrucks ergibt normale
Basalwerte. Normale Liquordruckwerte entsprechen Werten bis
15 mmHg. Tatsächlich stellte sich bei späteren genauen Untersuchungen solcher Fälle heraus, daß diese Patienten zwar einen
normalen Basishirndruck haben, daß sie aber pathologische Hirn-
druckwellen aufweisen können. Solche pathologischen Hirn-
druckwellen sind die sog. B-Wellen, die mit einer Frequenz von
1–2/Min. und großer Regelmäßigkeit salvenartig für die Dauer
von 5–30 Min. insbesondere nachts auftreten können [4] (Abb. 2).
Der höchste Druck, der bei solchen B-Wellen auftritt, ist nur
kurzfristig zwischen 5–20 mmHg, charakteristisch ist aber das
salvenartige Auftreten mit 1–2 B-Wellen/sec. Obwohl die formale
Pathogenese der B-Wellen noch nicht sicher abgeklärt ist – man
nimmt an, daß sie mit atmungsbedingten temporären Veränderungen der PCO_2-Spannung zusmmenhängen [4] – ist insbesondere
das nächtliche Auftreten von Salven von B-Wellen bei Patienten
mit einer dementiellen Symptomatik verdächtig auf das Vorliegen
eines Normaldruckhydrozephalus [34, 36, 39].
Es ist ja nicht ohne weiteres verständlich, daß ausgerechnet
Patienten mit deutlich erweiterten Ventrikeln keinen pathologi-

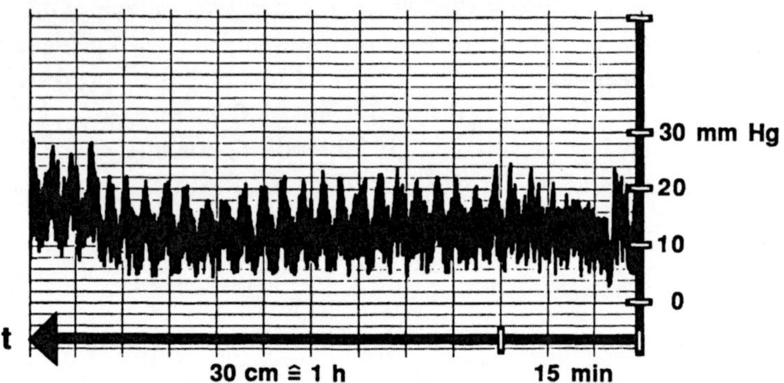

Abb. 2. Hirndruckkurve mit B-Wellen bei 75jährigem Patienten mit Normaldruckhydrozephalus. Klinisch standen die Demenz und die Ataxie im Vordergrund. Die Amipaque-Zisternographie hatte einen ventrikulären Reflux, jedoch mit relativ frühem Auswaschen des Kontrastmittels aus dem Ventrikelraum ergeben. In der Hirndruckmessung erkennt man klassische B-Wellen. Die Zeitachse verläuft von rechts nach links

schen Hirndruck haben sollen. Man hat zwar zur Erklärung der Ventrikelerweiterung herangezogen, daß am Beginn der Erkrankung (z. B. nach Hirnkontusion oder Subarachnoidalblutung) der Hirndruck über längere Zeit hinweg hoch war, es war dann aber nicht ohne weiteres zu verstehen, daß bei anschließend lang anhaltendem niedrigen Druck die Ventrikel so groß bleiben sollten. Diese Tatsache läßt sich aber durch das Pascal'sche Gesetz, das die Beziehung zwischen dem Druck und der Fläche des Behälters für eingeschlossene Flüssigkeiten beschreibt, gut ausdrücken [1, 12, 16]. Demnach ist die auf die Wand des Behälters einwirkende Kraft gleich dem Produkt des Flüssigkeitsdruckes und der Wandfläche. So braucht zum Beispiel der winzige Reifenquerschnitt eines Rennradreifens einen wesentlich höheren Druck als der Riesenreifen eines Traktors. In einem unregelmäßig konfigurierten Hohlraum, der mit Flüssigkeit gefüllt ist und überall dem gleichen Flüssigkeitsdruck ausgesetzt ist, übt dieser Flüssigkeitsdruck an den größeren Teilen des Hohlraumsystemes eine größere

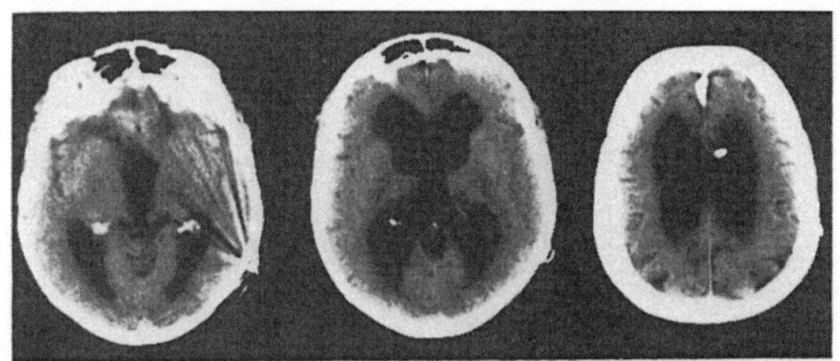

Abb. 3. Computertomogramm eines Normaldruckhydrozephalus mit implantiertem rechts frontalem Shuntsystem. Man erkennt sehr gut das deutlich erweiterte Ventrikelsystem einschließlich des 3. Ventrikels. Die Cella media und die Frontalhörner sind besonders verplumpt. Es handelt sich um eine 73jährige Patientin mit klassischer Anamnese und klassischer Trias: Demenz, Inkontinenz und Ataxie. Nach der Implantation des Shuntsystems sind die Ventrikel nicht erkennbar kleiner geworden, dennoch hat sich die klinische Symptomatik schon knapp 2 Wochen nach Operation deutlich verbessert

Kraft aus, als an kleineren Abschnitten. Adams führt das Beispiel des Kinderluftballons an, der eine ungewöhnliche Form hat, bei dem sich die größeren Teile wesentlich schneller ausdehnen als die kleinen Teile [1]. Die bevorzugte Ausdehnung der Seitenventrikel und hier wiederum der Frontalhörner beim Normaldruckhydrozephalus wird in analoger Weise erklärt (Abb. 3). So soll die Betonung der Frontalhirnsymptomatik (frontale Ataxie [44], frontale Blasenstörung) erklärbar sein.

Adams et al. [1] und Hakim et al. [16] haben zur Erläuterung den hydraulischen Presseneffekt angeführt. Wenn bei einer Ventrikeloberfläche von 60 cm^2 die auf die Wand ausgeübte Kraft einem Liquordruck von 300 mm Wasser entspricht, dann sollte sie bei 200 cm^2 Ventrikeloberfläche halb so groß sein. Daraus folgt, daß ein Druck von 180 mm bei normal großem Ventrikel gut vertragen werden kann, während er bei stark vergrößertem Ventrikel zu hoch sein kann. Daraus folgt allgemeiner formuliert, daß der Wert des intrakraniellen Drucks in seiner funktionellen Bedeutung abhängig von der Ventrikelgröße ist. Detaillierte Diskussion der Pathomechanik bei Geschwind [12] und bei Hakim et al. [16].

Vorkommen

Der Normaldruckhydrozephalus kommt überwiegend im höheren Lebensalter vor, allerdings liegt der Altersgipfel nicht ganz so weit oben wie beim chronisch subduralen Hämatom [13, 15, 39, 40]. Bei den Fällen von NDH, die man einer bestimmten Ätiologie zuordnen kann, sind durchaus auch Beobachtungen im mittleren Lebensalter gemacht worden [36]. Einige Autoren glauben auch Normaldruckhydrozephali bei Kindern diagnostiziert zu haben, hier handelt es sich zweifellos um einzelne Beobachtungen.

Symptomatik

Die klinische Symptomatik läßt sich mnemotechnisch sehr gut mit dem Begriff „DIA" umreißen. DIA faßt die Begriffe *Demenz, Inkontinenz* und *Ataxie* zusammen. Hirndruckzeichen wie Kopfschmerz, Übelkeit, morgendliches Erbrechen oder Somnolenz fehlen. Am Anfang der klinischen Symptomatik steht meistens das dementielle Syndrom, also Vergeßlichkeit, Verlangsamung, Gedankenverarmung, Aspontaneität. Diese entwickeln sich über Monate. Später kommen die Gangstörung und zuletzt die Inkontinenz hinzu. Die Gangstörung ist eigentümlich und schwer zu beschreiben: Die Patienten laufen breitbasig, deutlich langsamer und wirken dabei staksig unsicher. Sie können schwanken, manche stampfen. In einigen Büchern wird dies unter dem Begriff frontale Ataxie zusammengefaßt. Die Inkontinenz ist das Symptom, das am ehesten fehlt, denn die Trias Demenz, Inkontinenz, Ataxie ist keineswegs immer komplett. Die Inkontinenz ist auch am schwersten herauszufragen, da die dementielle Entwicklung manchmal schon so deutlich ist, daß die Patienten nur mühsam dazu zu bewegen sind, ihre Inkontinenz zuzugeben. Die dementielle Entwicklung ist häufig auch vom Patienten selber gar nicht so deutlich bemerkt worden oder wird als wenig störend empfunden. Manchmal wirkt der imperative Harndrang vordergründig, der dann in die Inkontinenz einmündet. Da die klinische Trias häufig nicht komplett ist, kann die Diagnose gelegentlich erschwert sein. Es gibt auch Mischbilder beim Spätbild des M. Parkinson [2]. Bei diesen Patienten ist neben dem Psychosyndrom mit dementieller Symptomatik, der Inkontinenz und der Gangstörung die hypo- oder akinetische Komponente des Parkinson-Syndroms ausgebildet.

Diagnostik

Bei der Diagnostik des Normaldruckhydrozephalus steht wieder das CT im Vordergrund. Da der NDH auch eine Erkrankung des höheren Lebensalters ist, muß natürlich bei diesen Patienten mit der altersüblichen Hirnatrophie gerechnet werden. Von daher sind besonders jene Befunde verdächtig, bei denen die Ventrikelerweiterung das Ausmaß der kortikalen Atrophie mit entsprechender Erweiterung der Sylvischen Zisterne überproportional überschreitet (Abb. 3). Hier kann die Abgrenzung im Einzelfall sehr schwierig sein, so daß der computertomographische Befund alleine nie ausreichen kann, auch wenn die klinische Symptomatik sehr typisch ist. An zweiter Stelle in der Diagnostik steht heute die Hirndruckmessung und/oder Bestimmungen der Liquordynamik [3, 22, 33, 34, 36, 39]. Bei der Liquordynamik ist die Amipaquezisternographie oder die RISA-Zisternographie zu erwähnen. In beiden Fällen werden Markierungsstoffe dem Liquor zugesetzt und entweder isotopendiagnostisch oder computertomographisch das dynamische Verhalten der Liquorflußrichtung im Verlauf von 24 Stunden beobachtet. Beim Gesunden ist die Flußrichtung des Liquors aus dem Ventrikel durch den Aquädukt entlang der Hirnbasis über die Konvexität nach parasagittal oben. Bei Patienten mit Normaldruckhydrozephalus hingegen beobachtet man den sog. ventrikulären Reflux, d.h. die Tracer-Substanz reichert sich im Ventrikelsystem an und verharrt dort längere Zeit, jedenfalls über 6 Stunden. Auch nach 24 Stunden lassen sich noch Kontrastmittel oder Tracer im Ventrikelsystem nachweisen.

Wir verlassen uns bei der apparativen Diagnostik in erster Linie auf die kontinuierliche Hirndruckmessung für mindestens 24, besser 48 Stunden [34]. Über ein frontales Bohrloch an der rechten Kranznaht wird entweder eine epidurale oder ventrikuläre Hirndruckmessung angeschlossen, mit kontinuierlicher Aufzeichnung des intraventrikulären Drucks (Abb. 2).

Wenn von der klinischen Trias mindestens zwei Symptome da sind und wir bei der Hirndruckmessung Serien von B-Wellen nachweisen, nehmen wir die Diagnose des Normaldruckhydrozephalus als „gesichert" an. Dennoch ist auch bei pathologischen Hirndruckkurven nicht in 100% der Fälle mit einer Besserung der Symptomatik nach der Therapie zu rechnen [33, 36, 38, 39]. Von Katzman und Hussey [22] wurde ein weiterer Test angegeben, der lumbale Infusionstest [22]. Hier wird über eine intrathekale Nadel das Liquorsystem mit einem konstanten Volumen (0,71 ml) entsprechend dem Doppelten der Liquorbildungsrate pro Minute belastet. Bei ungestörter Liquordynamik kommt es dabei zu einem leichten Druckanstieg binnen maximal 20 Minuten. Der Gesunde toleriert sogar eine Verdopplung oder Verdreifachung der Volumengabe/Zeiteinheit für eine längere Zeit und reagiert dabei immer nur mit einer Erhöhung des Basisdrucks, der dann in sich wieder auf dieser neuen Höhe stabil bleibt. Der pathologische lumbale Infusionstest nach Katzman hingegen weist schon bei der Volumenbelastung mit dem geringen Volumen von 0,71 ml/min eine kontinuierliche Druckerhöhung auf (Abb. 4). Bei Patienten mit später sicherer Alzheimerschen Erkrankung fanden Nelson und Goodman den Katzman-Test nie pathologisch [33].

Die Sicherung der Diagnose des Normaldruckhydrozephalus ist nicht nur klinisch schwierig. Auch wenn man einen oder sogar mehrere der Tests anwendet, gelingt es nicht immer, alle Fälle von NDH aus der großen Gruppe von Patienten mit Demenz und Ventrikelerweiterung herauszufinden [38]. Der wahre Test ist das erfolgreiche Ansprechen auf die Therapie mit dem Shunt. In einer sorgfältig angelegten Studie, die den neurologischen Befund, den Infusionstest, das Pneumoenzephalogramm, das Isotopenzisternogramm und den Erfolg der Shuntoperation einschloß, konnten

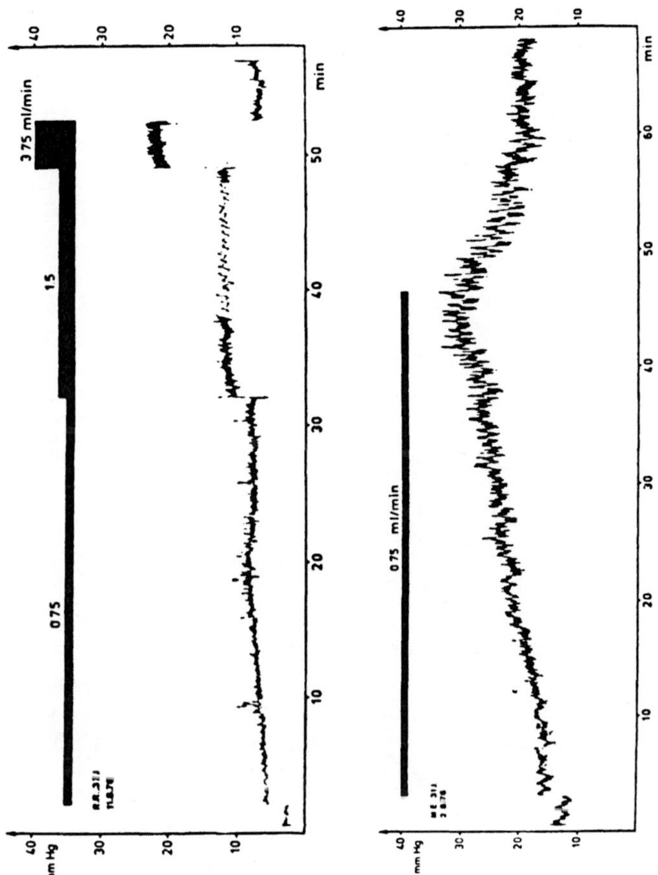

Abb. 4. Normale (oben) und pathologische (unten) Hirndruckkurven bei Volumenbelastung im lumbalen Infusionstest nach Katzman bei Normaldruck-hydrozephalus.

Bei einer Volumenbelastung von 0,75 ml/min kommt es zu einer leichten Anhebung des intraventrikulären Drucks mit Plateaubildung nach 20 Minuten, die zwar bei Verdopplung und Verdreifachung der Volumenbelastung zunimmt, ohne daß es dabei zu einem kontinuierlichen Anstieg des Hirndrucks käme. Die untere Kurve stammt von einem 31jährigen Patienten mit Normal-druckhydrozephalus, bei dem es bereits bei der geringen Volumenbelastung über die Dauer hinweg zu kontinuierlicher Druckerhöhung kommt, die sofort wieder nachläßt, nachdem die Volumenbelastung eingestellt wurde [aus 36]

99

Sprung et al. [36] zeigen, daß jeder der angewendeten Tests in einer kleineren Zahl der Fälle den Erfolg der Shuntoperationen nicht korrekt vorhergesagt hatte [36]. Andererseits gab es Fälle, in denen zwei Methoden für ein Versagen der Shuntprozedur sprachen, der dritte hingegen einen erfolgreichen Shunt versprach [26, 36, 38, 39].

Zusammengefaßt bedeutet dies, daß wohl auch aufgrund der unklaren Ätiologie des Normaldruckhydrozephalus und der nicht ganz geklärten formalen Pathogenese eine absolut sichere Voraussage über den Therapieerfolg gegenwärtig nicht zu erzielen ist. Es muß daher sorgfältig abgewogen werden zwischen der Invasivität der diagnostischen Schritte und einer vorsichtig formulierten Erfolgsaussicht der einzig denkbaren Therapie: des ventrikuloatrialen oder ventrikuloperitonealen Shunts.

Therapie und Prognose

Die Erfolgsaussichten der Shunttherapie beim Normaldruckhydrozephalus variieren in der Literatur zwischen 42 und 64% [3, 13, 26, 38, 39, 40], wobei die nicht immer vermeidbaren Komplikationen der Shuntoperation nicht unerwähnt bleiben können. Zu den typischen Shuntkomplikaionen zählen neben den Infektionen das chronische Subduralhämatom und die häufig notwendigen Shuntrevisionen [14, 40]. Diese werden mit einer Häufigkeit von 20%–40% angegeben [3, 13, 34, 40].

Hirntumoren

Demenz und intrakranieller Tumor können zusammen auftreten. Sehr selten ist die Assoziation von Hirntumoren mit bestimmten seltenen Formen erblicher Minderbegabung, wie z.B. dem M. Bourneville-Pringle (Abb. 5), dessen Syndromatologie in verschiedenen Kombinationen auftreten kann, wobei gelegentlich das Adenoma Sebaceum im Vordergrund steht. Die subependymalen Riesenzellastrozytome in den Seitenventrikeln sind aber nicht die Ursache der organischen Demenz, so daß trotz der heute

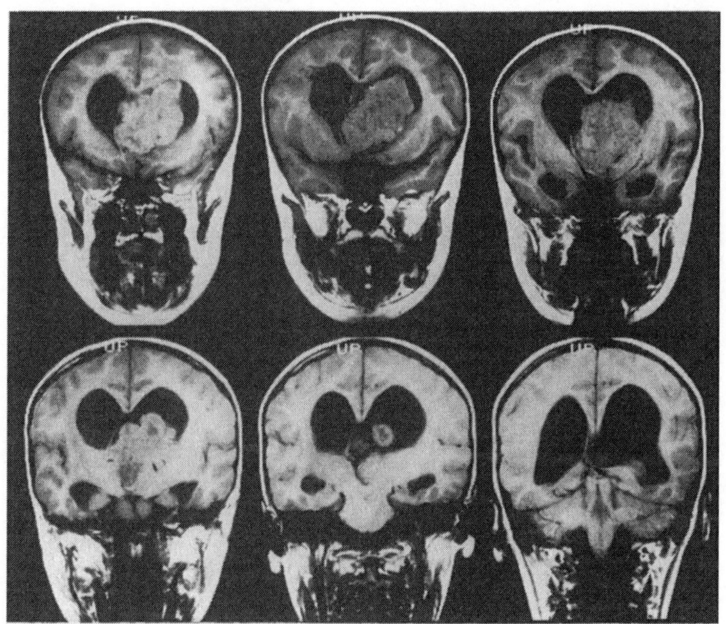

Abb. 5. Kernspintomogramm eines siebenjährigen Jungen mit zerebralem Anfallsleiden, Minderbegabung und bekannter Erkrankung des Vaters an M. Bourneville-Pringle.

Man erkennt den großen Tumor im linken Seitenventrikel, der das Septum pellucidum nach rechts verlagert hat und sich durch das deutlich erweiterte Foramen Monroi in den 3. Ventrikel ausdehnt. Klinisch bestand bei diesem Jungen nur eine leichte Form der Demenz. Die Assoziation von Demenz, Anfällen und intraventrikulären Tumoren beim M. Bourneville-Pringle ist bekannt. Der Tumor wurde über einen transventrikulären Zugang unter dem Mikroskop total entfernt. Der postoperative Verlauf war durch eine Ventrikulitis mit längerem Verlauf gekennzeichnet. Der Junge konnte schließlich ohne neurologische Verschlechterung gegenüber dem Aufnahmebefund entlassen werden. Mit einer Besserung der dementiellen Symptomatik ist nicht zu rechnen

meist gut möglichen kompletten Tumorentfernung eine Änderung des dementiellen Bildes nicht zu erwarten ist.

Genese

Eine dementielle Entwicklung im Rahmen eines seit langem bestehenden chronischen Hirndrucks, und zwar überwiegend als Folge
des lokalen Druckes auf benachbarte Hirnstrukturen, kann prinzipiell bei allen größeren Hirntumoren auftreten. Sich über Jahre
anbahnende dementielle Entwicklungen werden gerne bei subfrontalen Tumoren gesehen, die die Basis beider Frontallappen
schädigen [18, 19]. In erster Linie ist das sog. Olfactoriusmenin-
giom zu nennen, präziser das Meningiom der Siebbeinplatte. Aber

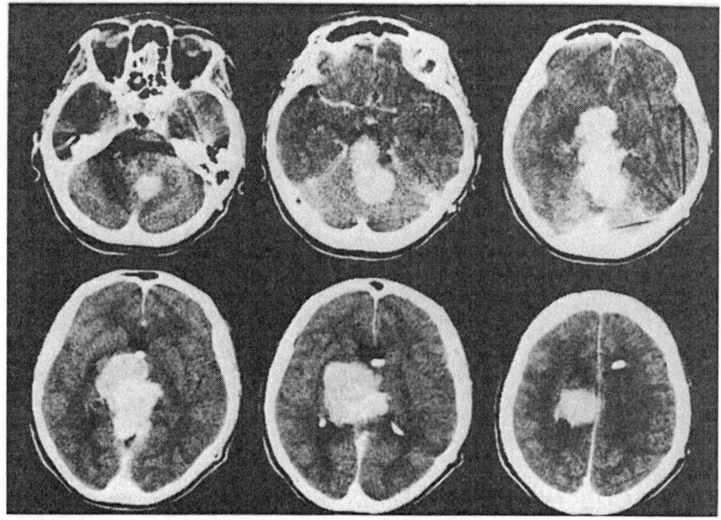

Abb. 6. Computertomogramm eines großen intraventrikulären Meningioms,
das sich vom supratentoriellen Ventrikelsystem durch den Tentoriumschlitz
nach infratentoriell ausgedehnt hat.
Im rechten Vorderhorn liegt der Katheter eines VA-Shunts. Die Patientin
hatte sich 7 Jahre lang nach Diagnosestellung geweigert, den Tumor kausal
behandeln zu lassen. Bei der Aufnahme stand klinisch das ausgeprägte dementielle Syndrom mit starker Hirnleistungsschwäche, Verlangsamung, Aspontaneität und Apathie im Vordergrund. Diese hatten in den letzten 3 Jahren sehr
deutlich zugenommen. Es handelt sich vermutlich um ein Meningiom des
Tentoriumschlitzes oder um ein intraventrikuläres Meningiom, das erst sekundär diese riesenhafte Ausdehnung angenommen hatte

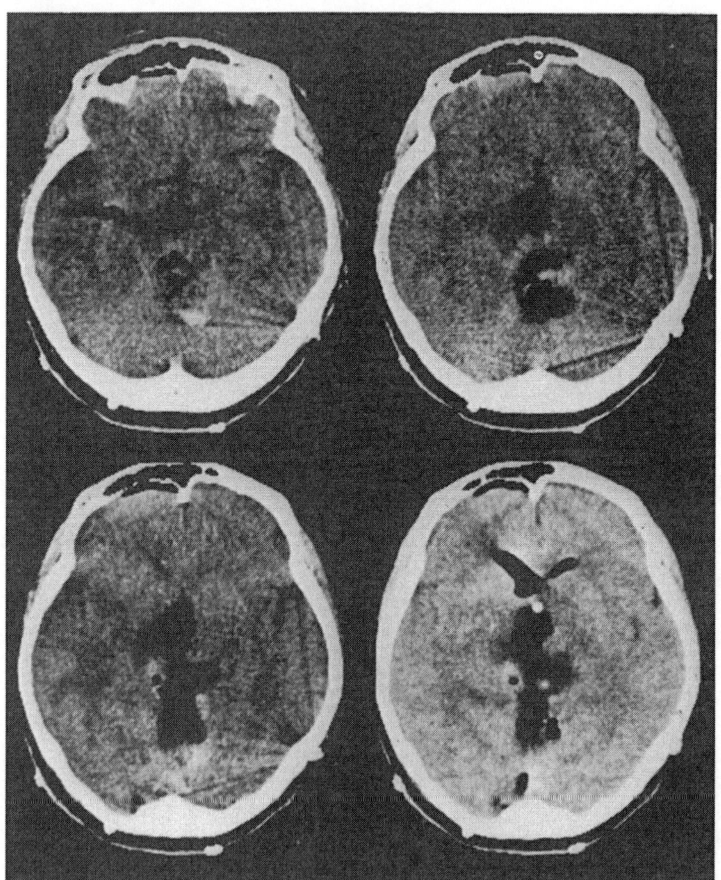

Abb. 7. Gleicher Patient wie in Abb. 6, postoperatives Kontroll-CT. Der Tumor wurde über einen links paramedianen occipitalen Zugang transtentoriell in einer mehrstündigen Sitzung entfernt. Lediglich ein fingerkuppengroßer Anteil rechts der Falx wurde belassen. Die Patientin wies postoperativ eine passagere, wenige Tage anhaltende Hemisymptomatik rechts auf und konnte nach 14 Tagen in gehfähigem Zustand und von der dementiellen Symptomatik im wesentlichen unverändert in ihr Heimatkrankenhaus verlegt werden

auch Tuberculum sellae- oder suprasellläre Meningiome können
im Einzelfall solche Bilder aufweisen, obwohl sich hier die Visus-
störung meist vorher bemerkbar macht. Paramediane Tumoren
mit beidseitiger Ausdehnung, insbesondere mit Kompression oder
Zerstörung des Balkens, neigen eher zur Entwicklung dementieller Syndrome als reine Hemisphärentumore [32]. Ein bemerkens-
werter Fall einer dementiellen Entwicklung ist in Abb. 6 und 7
wiedergegeben. Diese Patientin weigerte sich trotz bekannten
Tumors 7 Jahre lang, der kausalen Therapie zuzustimmen. Die
dementielle Entwicklung bei dieser Patientin wurde durch die
Implantation eines ventrikuloatrialen Shunts nicht aufgehalten.
Einschränkend muß aber gesagt werden, daß dementielle Syndrome als führendes klinisches Symptom bei expansiven intrakraniellen Tumoren relativ selten gesehen werden und daß die Fälle,

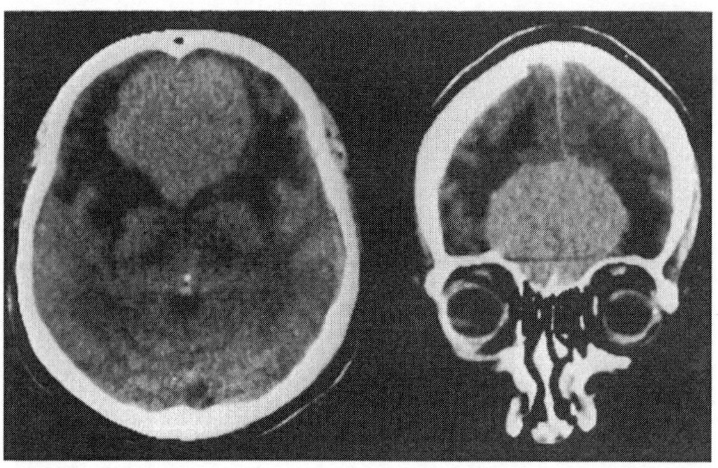

Abb. 8. Computertomogramm einer 43jährigen Patientin mit einem sog. Ol-
factoriusmeningiom.
Die horizontale Schicht zeigt den großen Tumor umgeben von ausgeprägtem
bifrontalem Ödem (links), die koronare Schicht zeigt die Christa galli in der
Mitte der Siebbeinplatte, fest umwachsen vom Tumor, der die Hälfte der
vorderen Schädelbasis bedeckt und 5 cm in Richtung Falx nach oben zeigt. Die
Patientin war in hilflosem Zustand aufgefunden worden, nachdem sie nach
einer Spazierfahrt in den Wald nahe ihrem Heimatort den Rückweg nicht mehr
fand und die Nacht im Auto verbracht hatte

die uns in der Klinik immer wieder begegnen, entweder sog.
Olfactoriusmeningiome (Abb. 8) oder vereinzelt riesenhafte paramediane Tumoren sind. Auch die invasiv wachsenden Gliome
können eine dementielle Entwicklung hervorrufen, diese ist in der
Regel nicht als Folge des Hirndruckes zu verstehen, sondern als
Folge des diffusen Ausfalls unterschiedlicher Facetten der geistigen Leistungsfähigkeit. Charakteristischerweise handelt es sich
hierbei um primäre Balkengliome oder um hemisphärische
Gliome des Frontal- oder Occipitallappens, die sich bei der Erst-
vorstellung in der neurochirurgischen Klinik bereits als bedingt
operabel herausstellen, weil sie über den Balken in die kontralate-
rale Hemisphäre eingefallen sind (Abb. 9). Solche dementiellen
Krankheitsbilder haben eine kurze Anamnese, die sich typischer-
weise im Bereich von zwei, drei Monaten bewegt, wobei der
Abbau der zerebralen Leistungsfähigkeit häufig das führende
Symptom ist.
Einschränkend muß gesagt werden, daß nicht jede Koinzidenz
einer dementen Entwicklung mit dem Auftreten eines Hirntumors

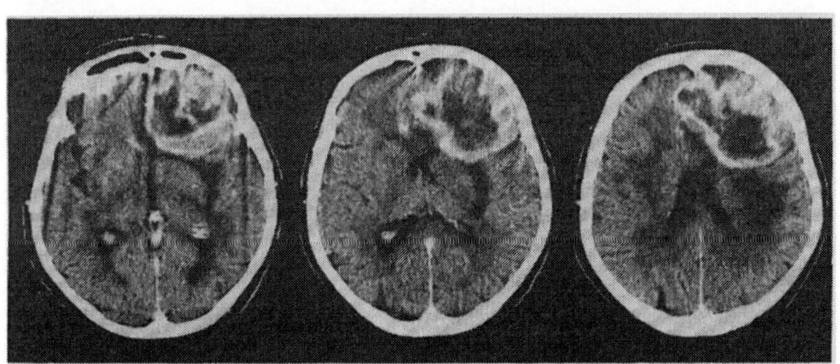

Abb. 9. Computertomogramm einer 74jährigen Patientin (mit Kontrastmittelgabe) mit einem rechts frontalen Tumor der über den Balken in die linke
Hemisphäre eingewachsen ist.
Die typische bänderförmige Kontrastmittelanreicherung, das Alter, die Dauer
der Vorgeschichte von wenigen Wochen und ein Angiogramm mit pathologischer Gefäßzeichnung sprachen für ein Glioblastom. Die Diagnose wurde bei
der Operation bestätigt. Die Dauer der dementiellen Symptomatik betrug in
diesem Fall nur etwa 8 Wochen. Zum Zeitpunkt der stationären Aufnahme
bestanden noch keine fokalen neurologischen Zeichen, lediglich diskrete allgemeine Hirndruckzeichen waren vorhanden.

Tabelle 1. „Organische" Befunde

Autor	n	Diagnostischer Überbegriff	Befunde
Jacoby + Levy 1980 [21]:	40	Demenz	1 chron. SDH 1 corpus callosum Gliom
Cunningham et al. 1980 [7]:	136	chron. Schizophrenie	2 chron. SDH 1 Meningeom 1 Pinealiszyste
Freemon 1976 [11]:	60	"progressive intellectual deterioration"	2 chron. SDH 7 Normaldruck-Hydrocephalus
Harrison + Marsden 1972 [17]:	94	präsenile Demenz	3 raumfordernde Prozesse 5 Normaldruck-Hydrocephalus
Cole 1978 [5]:	200	chron. Psychiatrisches Krankenhaus: Sektionen	14 chron. SDH 13 raumfordernde Prozesse
Wells 1978 [42]:	222	"chronic brain disease"	14 Hydrocephalus 12 raumfordernde Prozesse 2 subdure Hämatome
Fox et al. 1975 [10]:	40	Demenz	1 Hydrocephalus 1 chron. SDH
Mumenthaler 1987 [31]:	516	Demenz	19 Hydrocephalus 22 raumfordernde Prozesse (insgesamt reversible Demenzen: 80)
Lauter und Haupt 1987: Psychiatrische Klinik TU München (persönl. Mitteilung)	1029	Demenz	44 Hydrocephalus 34 raumfordernde Prozesse 5 chron. SDH (insgesamt reversible Demenzen: 165)

ursächlich zusammenhängt. Bei einem Teil der Patienten, die in den anfangs erwähnten Studien aus dem Sektionsgut psychiatrischer Anstalten oder aus großen Patientenkollektiven mit Demenz herausgearbeitet wurden (Tabelle 1), dürfte es sich um zufälliges Zusammenauftreten zweier unabhängiger Krankheitsbilder gehandelt haben.

Diagnose

Die Diagnose der organischen Ursache einer Demenz im Rahmen eines Hirntumors erfolgt wieder am ehesten und am sichersten durch den CT, wobei eine Kontrastmittelgabe unerläßlich ist. Die diagnostische Aufarbeitung vor einer eventuellen neurochirurgischen Therapie umfaßt die klassische Hirntumordiagnostik.

Prognose

Die Prognose der organischen Demenzen, die durch intrakranielle raumfordernde Prozesse verursacht werden, ist natürlich stark abhängig von der Art des Tumors. Angesichts der kurzen Krankheitsverläufe bei den Glioblastomen verblaßt die Bedeutung des Symptoms Demenz bei den Balkengliomen. Selbst die kurze Lebensverlängerung, die durch die Entfernung des betroffenen Frontal- oder Occipitallappens erreicht werden kann, beeinflußt die dementielle Entwicklung nicht. Die Lebensqualität wird nur vorübergehend verbessert. Die Prognose der Demenz bei großen benignen expansiv wachsenden Tumoren, insbesondere also bei den subfrontalen Olfactoriusmeningiomen ist etwas besser, insgesamt aber eher zurückhaltend zu stellen, da die Patienten häufig erst zur Diagnostik kommen, wenn sie von Personen ihrer Umgebung gebracht werden. Systematische Untersuchungen über die postoperative Rückbildungsfähigkeit dieser Demenzen sind mir nicht bekannt, nach den Erfahrungen des Alltags läßt sich etwa folgende Faustregel aufstellen: Die zerebrale Leistungsfähigkeit, insbesondere also die Belastungsfähigkeit, die Schnelligkeit des Denkens und die Initiative kehren praktisch nie zu den prämorbiden Ausgangswerten zurück. Die Besserung der dementiellen

Symptomatik benötigt ein bis zwei Jahre, läuft initial etwas schneller als später und bleibt besonder bei den länger bestehenden Krankheitsbildern immer unvollständig.

Große arteriovenöse Mißbildungen

Inzidenz und Symptomatik

Die häufigsten Symptome von arteriovenösen Angiomen sind zerebrale Krampfanfälle und Blutungen. Die Entwicklung einer Demenz als Symptom eines AV-Angioms ist überhaupt nur bei sehr großen AV-Angiomen mit großem AV-Shunt zu erwarten, sie taucht in allen klassischen Handbuchartikeln und Lehrbuchbeschreibungen der AV-Angiome auf und stellte sicher in der Vergangenheit ein häufigeres Symptom dar als heute. Durch die weite Verbreitung der Computertomographie werden AV-Angiome heute früher, auch schon bei minimalen neurologischen Störungen, diagnostiziert. Dennoch verbleibt auch heute ein gewisses Risiko einer dementiellen Entwicklung, nämlich in den Fällen ausgedehnter und nicht operabler AV-Angiome mit großem Shuntvolumen. Die Symptomatik besteht neben den eventuell noch bestehenden zerebralen Anfällen und den keineswegs obligaten Blutungsereignissen in einer langsam auftretenden subtilen Hirnleistungsschwäche (Abb. 10 und 11). Diese kann sich später zu einer mehrere Bereiche umfassenden leichten, mittleren und selten schweren Hirnleistungsschwäche entwickeln. Die Laufzei-

---

Abb. 10. Seitliche Carotisangiographie eines 38jährigen Patienten mit temporo-occipitalem AV-Angiom links.
Sowohl im frühen (oben) wie im späten Bild (unten) füllen sich die Äste der Anterior- und der normalen Media-Gruppe kaum oder nur sehr dünn, während das Angiom bereits über mehrere seiner Venen drainiert.
Dieser Patient leidet nur an vereinzelten zerebralen Krampfanfällen, scheint bisher nicht aus dem Angiom geblutet zu haben und hat in der sechsjährigen Beobachtungszeit eine zwar geringe, mittlerweile aber bemerkbare Minderung seiner zerebralen Leistungsfähigkeit selber festgestellt. Bisher wurde von uns keine Operationsindikation gestellt, da das Risiko gemessen an der Symptomatik noch zu hoch erscheint

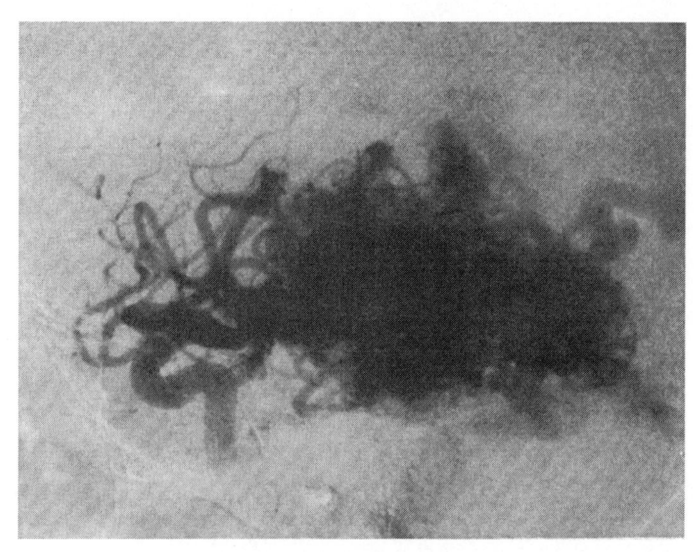

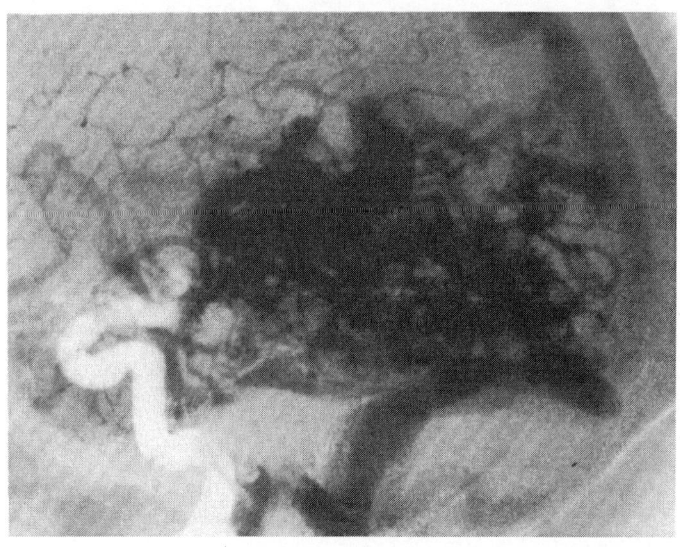

Abb. 10

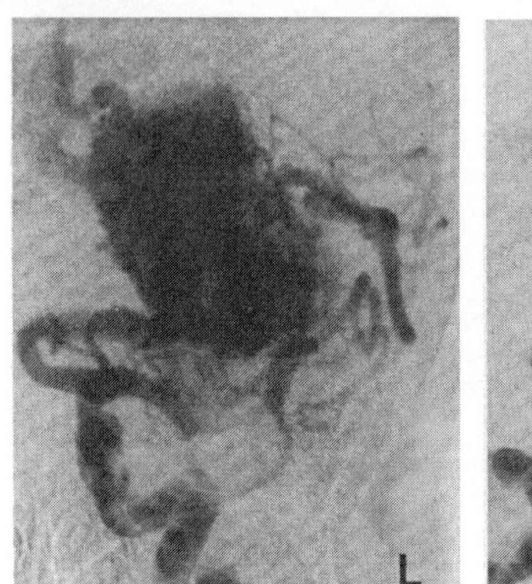

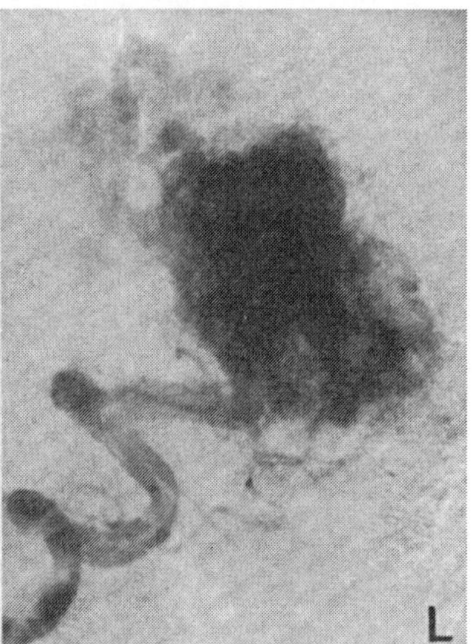

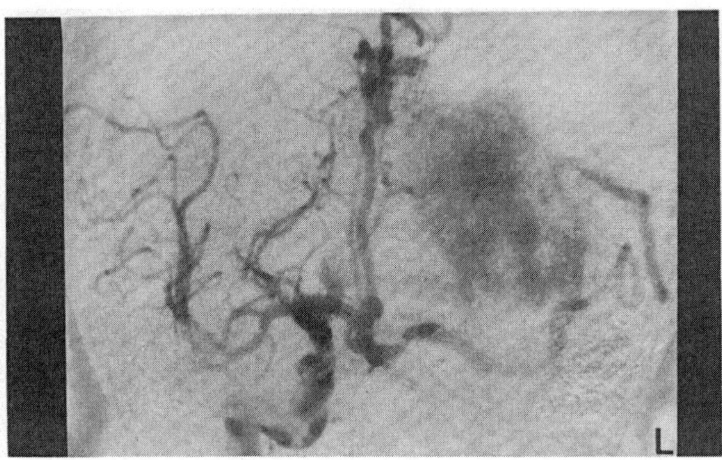

Abb. 11. Gleicher Patient wie in Abbildung 10. ap-Angiogramm der linken A. carotis interna (links oben), der A. vertebralis rechts (rechts oben) und der A. carotis rechts (unten) bei großem AV-Angiom links temporo-occipital. Man erkennt sehr gut die fehlende oder nur angedeutete Füllung der nicht zum Angiom führenden Äste. Diese Umverteilung zum Angiom ist in der rechten Hemisphäre geringer als in der linken

ten dieser Symptomatik erstrecken sich über viele Jahre (Abb. 12, 13, 14). Das erste Symptom stellt häufig eine überdurchschnittlich leichte Ermüdbarkeit dar, begleitet von längeren Erholungszeiten nach alltäglichen Belastungen, die dann in die oben erwähnte Hirnleistungsschwäche einmünden kann. Patienten mit großen AV-Angiomen, die eine Demenz entwickeln, werden im klinischen Alltag selten gesehen; bei den mir bekannten Fällen lag immer auch eine Wesensänderung vor. Die meisten dieser Patienten haben auch seit vielen Jahren zerebrale Krampfanfälle gehabt.

Genese

Die Genese der Demenz bei großen AV-Angiomen ist noch nicht völlig geklärt. In der Frühzeit der invasiven zerebralen Diagno-

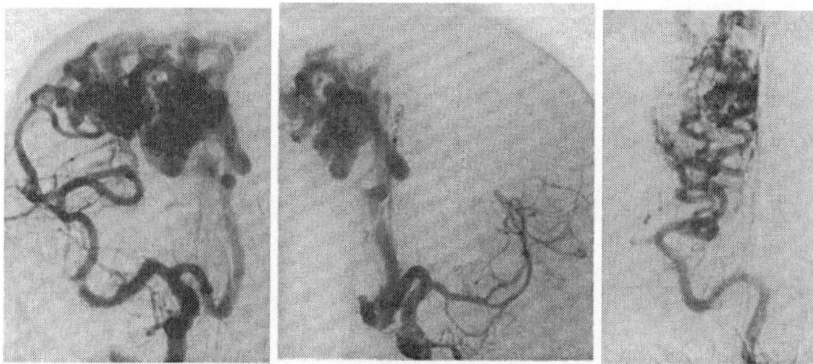

Abb. 12. Zerebrale Angiographie (im ap-Strahlengang) eines 48jährigen Patienten mit großem rechts occipito-parietalen AV-Angiom.
Nach Injektion der rechten A. Carotis (links) Füllung über mehrere Mediaäste und einen sehr starken Anteriorast. Nach Injektion der linken A. Carotis interna Füllung über den gleichen deutlich hypertrophierten A. cerebri anterior-Ast (Mitte). Nach Injektion der linken A. vertebralis Füllung über mehrere Äste der rechten A. cerebri posterior (rechts). Der Patient war vor 8 Jahren auswärts als inoperabel klassifiziert worden, wies damals einen neurologischen Normalbefund auf und hatte etwa ein bis zwei zerebrale Krampfanfälle im Monat. Es war eine Embolisation eines großen Zubringerastes durchgeführt worden. Jetzt leidet der Patient unter einem ausgeprägten dementiellen Syndrom und befindet sich in stationärer psychiatrischer Therapie. Trotz fehlender neurologischer Ausfälle ist nun die Indikation zur operativen Entfernung des Angioms nach vorhergehender Embolisation mehrerer zuführender Äste gegeben

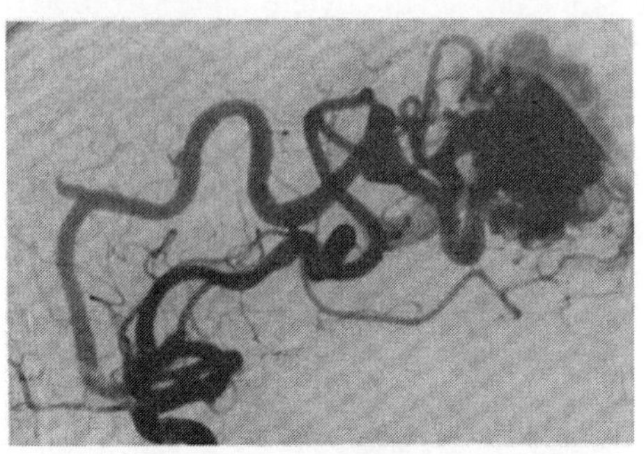

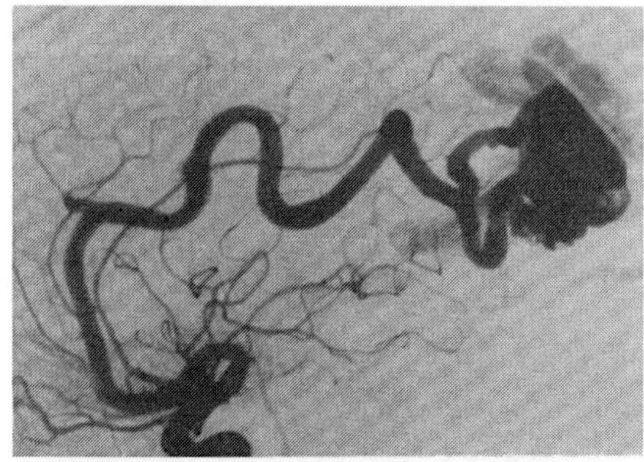

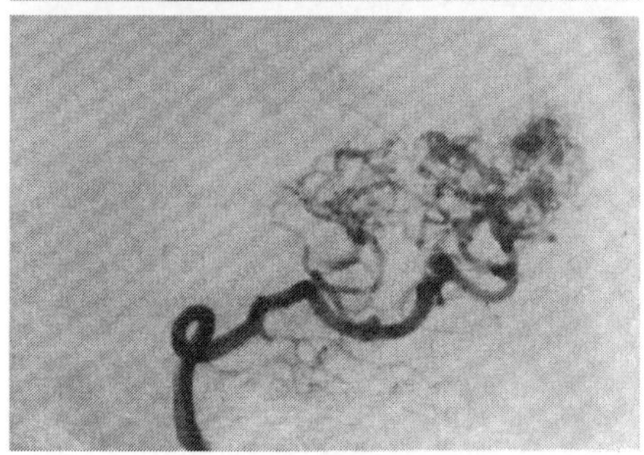

Abb. 13. Gleicher Patient wie von Abb. 12, zerebrale Angiographie im seitlichen Strahlengang. Stark hypertrophierte Äste der A. cerebri media und anterior rechts (oben). Man beachte die spärliche Füllung der anderen Mediaäste. Nach Injektion der linken A. carotis interna ebenfalls Angiomdarstellung über die A. cerebri anterior. Die linke Mediagruppe ist nicht normal, aber besser als die rechte gefüllt (Mitte). Die Darstellung der linken A. vertebralis zeigt weitere Angiomabschnitte, die sich etwas diffuser anfärben

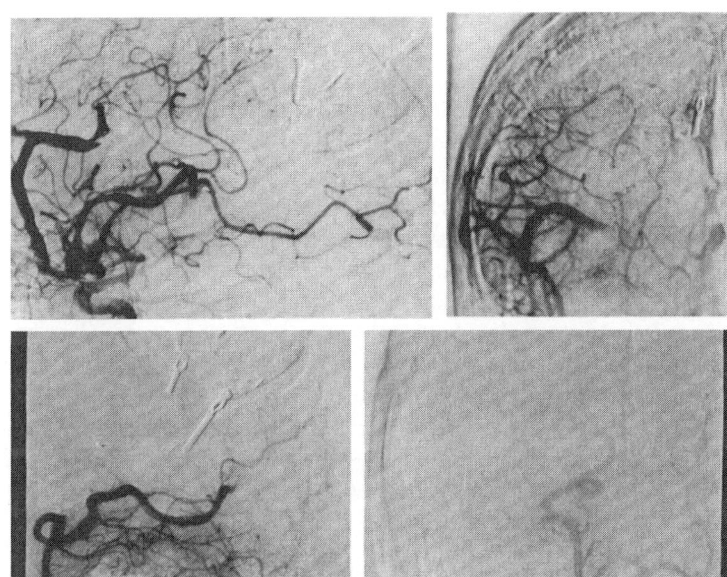

Abb. 14. Postoperative Kontrollangiographien des Patienten aus Abb. 12 und 13. Die Kontrollangiographie beweist die vollständige Exstirpation des Angioms. Der Patient hat postoperativ keine homonyme Hemianopsie, die neurologischen Störungen haben sich schon nach der Teilembolisation des Angioms schrittweise gebessert, drei Monate nach der Angiomexstirpation ergibt eine test-psychologische Untersuchung (Neurologische Universitätsklinik Erlangen, Priv. Doz. Dr. med. Lang) eine Besserung des Demenz-Score von 60 auf 100%. Leichte Störungen von Konzentration und Gedächtnis bestanden noch

stik, in der über erste Operationserfolge bei Angiomen berichtet wurde, nahm man eine chronische Minderperfusion des umgebenden gesunden Hirngewebes an. Dies würde einer chronischen Hypoxie entsprechen. Bekanntlich hat die CT-Ära die Erkenntnis gebracht, daß nicht nur in der unmittelbaren Umgebung von großen AV-Angiomen eine deutlichere kortikale und subkortikale Atrophie zu beobachten ist, sondern es sind auch weiter entfernt vom eigentlichen Angiomsitz die Sulci größer als auf der gesunden kontralateralen Seite. Als demenzgefährdet gelten insbesondere Angiompatienten, bei denen in der zerebralen Angiographie keine Füllung des normalen Gefäßbettes erfolgt, sondern das gesamte Kontrastmittel auf dem kürzesten Wege oder ausschließlich zum Angiom transportiert wird (Abb. 10–13). Moderne Untersuchungen der Hirndurchblutung in der Umgebung von AV-Angiomen haben auch keine vollständige Klärung bringen können, ob es trotz des präferentiellen Blutflusses zum Angiom wirklich zu einer funktionell bedeutsamen Minderdurchblutung angrenzender normaler Hirnstrukturen kommt [41, 45]. 1964 wurde von Murphy das Konzept des zerebralen Steals aufgestellt, demzufolge eine zerebrale Mangelernährung als Folge des Abstroms des zu versorgenden Blutes durch die Läsion auftreten soll. (Zitiert bei 41). Diese Theorie läßt sich durch verschiedene kasuistische Beobachtungen unterstützen. So konnten Yamada et al. [45] nach Entfernung des AV-Angioms intraoperativ einen Anstieg des zerebralen Blutflusses bis zu 65% in der Nachbarschaft beobachten. Nach der Entfernung von AV-Angiomen ist auch das Verschwinden von EEG-Herden beobachtet worden, die weit entfernt von der Gefäßläsion aufgetreten waren. Ein weiteres Argument ist auch die Besserung fokaler neurologischer Defizite nach der Angiomentfernung. Das Steal-Phänomen scheint zu existieren, wie sich sowohl angiographisch wie auch mit Hirndurchblutungsmessung zeigen läßt. Schwierig ist lediglich der Beweis, daß das Steal-Phänomen für die zerebrale Dysfunktion verantwortlich ist. Es wurde die Theorie vorgebracht, daß die Reduktion von Mitochondrien in Hirnarealen, die einer AV-Mißbildung benachbart sind, nicht die Folge einer Hypoxie darstellen. Vielmehr sollen die Verhaltensveränderungen, wie z.B. Verlangsamung des Denkprozesses mehr ein kompensatorischer als ein dysfunktioneller Zustand sein [45]. Für andere Autoren wird das zerebrale Steal-Phänomen sehr oft als Erklärung angeführt, aber selten bewiesen [41]. Die angiographischen Befunde spiegeln nach ihrer Auffassung den Blutfluß nur indirekt und unzuverlässig wider, und selbst von Durchblutungsmessungen würden zwar nützliche, aber nur begrenzte Informationen geliefert. Nur die gleichzeitige Messung von Hirndurchblutung und Hirnmetabolismus

114

könne beweisen, daß die bei einem sog. intrakraniellen Steal-Phänomen beobachtete veränderte intrakranielle Hämodynamik funktionelle Bedeutung habe. Es sei eher eine Minderdurchblutung oder Fehlverteilung des zerebralen Blutvolumens die Ursache als ein echter Blutentzug aus einem gesunden Hirnareal. In der Tat haben moderne Untersuchungen mit PET keine völlige Übereinstimmung zwischen Hirndurchblutung und Hirnmetabolismus aufzeigen können (s. Kapitel Heiss).

Prognose

Die Prognose der Demenz bei großen AV-Angiomen ist mäßig. Kleinere AV-Mißbildungen, aber auch solche mit einem Durchmesser von 6 und mehr Zentimetern werden heute häufig operiert, insbesondere dann, wenn sie geblutet haben. Prinzipiell wird heute die Prognose nach Operation auch größerer AV-Angiome günstiger zu stellen sein. In einer Serie aus dem Erlanger Krankengut ist z. B. bei 55 Patienten mit Angiomen nur bei einem Fall eine leichte permanente Zunahme der neurologischen Störungen gesehen worden. Nachblutungen oder Todesfälle wurden nicht gesehen. Nur die Entfernung des AV-Angioms kann die Fehlverteilung der zerebralen Durchblutung aufheben und damit die dementielle Entwicklung stoppen. Eine Rückbildung der dementiellen Entwicklung ist je nach Ausprägung und Dauer in Grenzen möglich, eigene Erfahrungen liegen nur kasuistisch vor.

Hinweise auf das Vorliegen einer neurochirurgisch therapierbaren Demenzursache

Anamnestische und klinische Hinweise auf das Vorliegen einer Grunderkrankung, die therapierbar ist, lassen sich herausstellen [2, 6, 31]. Die differentialdiagnostische Abgrenzung gegenüber den beiden großen Gruppen der Multiinfarktdemenz und der Demenz vom Alzheimer-Typ ist immer dann einfach, wenn die Anamnese entweder kurz ist (Wochen bis wenige Monate) oder

Tabelle 2. Hinweise auf neurochirurgisch therapierbare Demenz-Ursachen

- Krampfanfälle
- progrediente Kopfschmerzen
- Stauungspapille (→ Sehstörungen)
- kurze Anamnese
- Bewußtseinsstörung
- Anamnese (Trauma, SAB, Meningitis)

fokale neurologische Zeichen auftreten. Solche diagnostischen Hinweise sind zum Beispiel Krampfanfälle, gleichgültig ob generalisiert oder fokal, eine Stauungspapille, gleichgültig ob chronisch oder frischeren Datums und insbesondere Bewußtseinsstörungen. Weitere anamnestische Angaben, die nicht mit einer der beiden Hauptdiagnosen aus der Demenz-Gruppe zu vereinbaren sind, sind anhaltende Kopfschmerzen (Tabelle 2). Zwar ist Kopfschmerz auch ein häufiges Symptom der zerebro-vaskulären Insuffizienz, aber nicht jede chronische zerebro-vaskuläre Insuffizienz mündet in eine Multiinfarkt-Demenz ein. Es sei noch darauf hingewiesen, daß die chronische Stauungspapille sich häufig nur in einer diffusen Sehstörung manifestiert und daß ein Teil unserer Patienten mit langdauernder Hirndrucksymptomatik bei langsam wachsenden expansiven Tumoren wegen chronischer Stauungspapille über den Augenarzt zu uns gelangt ist.

Der mit der Abklärung einer Demenz befaßte Arzt kann mit ziemlicher Sicherheit eine der neurochirurgisch therapierbaren Demenzursachen ausschließen, wenn er im Rahmen seiner Abklärung ein CT mit und ohne Kontrastmittelgabe durchführen läßt. Eine Lumbalpunktion vor dem CT sollte heute nicht mehr durchgeführt werden.

Die differentialdiagnostische Abklärung eventueller Ventrikelerweiterungen oder raumfordernder Prozesse kann dann in Ruhe in der Fachklinik, am besten einer Neurochirurgie oder Neurologischen Klinik erfolgen. Die Abklärung anderer behebbarer Demenzen (z. B. bei der Depression, M. Cushing, Hypothyreose, Spätlues, chronischen Intoxikationen und anderen) bedarf auch laborchemischer Untersuchungen, wie sie auf einer "Consensus Conference" des National Institute of Health beschlossen wurden: Blutbild, Serum-Elektrolyte, Schilddrüsenfunktionsteste, B_{12}- und Folsäure-Untersuchungen, Luesserologie, Harnstatus und EKG. Das EEG wurde nicht generell empfohlen. Andere Techniken, z. B. Lumbalpunktion oder Hirnbiopsie wurden nicht empfohlen [6].

Literatur

1. Adams RD, Fischer CM, Hakim S, Ojemann RG, Sweet WH (1965) Symptomatic occult hydrocephalus with "normal" cerebrospinal fluid pressure. A treatable syndrome. New Engl J Med 273: 117–126
2. Biedert S, Schreiter U, Alm B (1987) Behandelbare dementielle Syndrome. Nervenarzt 58: 137–149
3. Borgesen SE (1984) Conductance to outflow in normal pressure hydrocephalus. Acta Neurochir 71: 1–45
4. Brock M, Dietz H (1982) Produktion und Resorption des Liquors. Pathophysiologie des intrakraniellen Druckes. In: Dietz H, Umbach W, Wüllenweber R (Hrsg) Klinische Neurochirurgie I, Thieme, Stuttgart New York, S 77–87
5. Cole G (1978) Intracranial space-occupying masses in mental hospital patients: necropsy study. J Neurol Neurosurg Psychiatry 41: 730–736
6. Consensus Panel Guidelines (1987) NIH Consensus Conference: Differential Diagnosis of Dementing Diseases (Abstract) Surg Neurol 28: 481–482
7. Cunningham O, Johnstone EC, Bydder G, Kreel L (1980) Unsuspected organic disease in chronic schizophrenia demonstrated by computed tomography. J Neurol Neurosurg Psychiatr 43: 1065–1069
8. Eggert HR, Harders A, Weigel K, Gilsbach J (1984) Rezidive nach Bohrlochtrepanation chronischer Subduralhämatome. Neurochirurgia 27: 141–143
9. Fogelholm R, Waltimo O (1975) Epidemiology of chronic subdural haematoma. Acta Neurochir 32: 247–250
10. Fox JH, Topel JL, Huckman MS (1975) Dementia in the elderly, a search for treatable illnesses. J Gerontol 30: 557–564
11. Freemon FR (1976) Evaluation of patients with progressive intellectual deterioration. Arch Neurol 33: 658–659
12. Geschwind N (1968) The mechanism of normal pressure hydrocephalus. J Neurol Sci 7: 481–493
13. Greenberg JO, Shenkin HA, Adam R (1977) Idiopathic normal pressure hydrocephalus, a report of 73 patients. J Neurol Neurosurg Psychiat 40: 336–341

14. Greenhouse AH, Barr JW (1979) The bilateral isodense subdural hematoma on computerized tomographic scan. Arch Neurol 36: 305–307
15. Hakim S, Adams RD (1965) The special clinical problem of symptomatic hydrocephalus with normal cerebrospinal fluid pressure. J Neurol Sci 2: 307–327
16. Hakim S, Venegas JG, Burton JD (1976) The physics of the cranial cavity, hydrocephalus and normal pressure hydrocephalus: Mechanical interpretation and mathematical model. Surg Neurol 5: 187–188
17. Harrison MJG, Marsden CD (1977) Progressive intellectual deterioration. Arch Neurol 34: 199–207
18. Hécaen H (1964) Mental symptoms associated with tumors of the frontal lobe. In: Warren JM, Akert K (eds) The frontal granular cortex and behaviour. McGraw-Hill, New York, pp 335–352
19. Hunter R, Blackwood W, Bull J (1968) Three cases of frontal meningiomas presenting psychiatrically. Br Med J 3: 9–16
20. Jacobson PL, Farmer TW (1979) The "hypernormal" CT scan in dementia: Bilateral isodense subdural hematomas. Neurology 29: 1522–1524
21. Jacoby RJ, Levy R (1980) Computed tomography in the elderly. 2. Senile dementia: diagnosis and functional impairment. Br J Psychiatry 136: 256–269
22. Katzman R, Hussey R (1970) A simple constant-infusion manometric test for measurement of CSF absorbtion: I Rationale and Method. Neurology (Minneap) 20: 534–544
23. Katzman R, Karasu TB (1975) Differential diagnosis of dementia. In: Fields W (ed) Neurological and sensory disorders in the elderly. Stratton Intercontinental Medical Book Corp, pp 103–134
24. Laumer R (1986) Das chronisch subdurale Hämatom unter dem Bild der zerebrovaskulären Insuffizienz. Nervenheilkunde 5: 238–240
25. Laumer R, Schramm J, Fahlbusch R (1987) Implantation von Rickham-Kapsel und Subduraldrainage als Ergänzung der Bohrlochdrainage beim chronischen Subduralhämatom. In: Blümel G, Diemath HE (Hrsg) Das chronische Subduralhämatom – neue Erkenntnisse in Klinik und Forschung. Schattauer, Stuttgart New York, pp 129–135
26. Laws ER, Mokri B (1976) Occult hydrocephalus, result of shunting correlated with diagnostic tests. Clin Neurosurg 24: 316–333
27. Lishman WA (1978) Organic psychiatry. Blackwell London
28. Markwalder TM (1981) Chronic subdural hematomas: a review. J Neurosurg 54: 637–645
29. Messert B, Baker NH (1966) Syndrome of progressive spastic ataxia and apraxia associated with occult hydrocephalus. Neurology 16: 440–452
30. Moster ML, Johnston DE, Reinmuth OM (1983) Chronic subdural hematoma with transient neurological deficits: A review of 15 cases. Ann Neurol 14: 539–542
31. Mumenthaler M (1987) Behebbare und vermeidbare Demenzen. Schweiz Med Wschr 117: 964–967, 1002–1008, 1040–1045

32. Nasrallah HA, McChesney CM (1981) Psychopathology of corpus callosum tumors. Biol Psychiatry 16: 663–669
33. Nelson J, Goodman S (1971) An evaluation of the cerebrospinal fluid infusion test for hydrocephalus. Neurology (Minneap) 21: 1037–1053
34. Neubauer U (1986) Der Normaldruckhydrocephalus. Nervenheilkunde 5: 241–243
35. Potter JE, Fruin AH (1977) Chronic subdural hematoma – the "great imitator". Geriatrics: 61–66
36. Sprung C, Collmann H, Fuchs EC, Suwito S, Duisberg R (1977) Pre- and postoperative evaluation of hydrocephalus using the infusion test. Adv Neurosurg 4: 161–167
37. Starkman MN, Schteingard DE (1981) Neuropsychiatric manifestations of patients with Cushing's syndrome. Arch Intern Med 141: 215–219
38. Stein SC, Langfitt TW (1974) Normal pressure hydrocephalus. Predicting the results of cerebrospinal fluid shunting. J Neurosurg 41: 463–470
39. Symon L, Hinzpeter T (1976) The enigma of normal pressure hydrocephalus: tests to select patients for surgery and to predict shunt function. Clin Neurosurg 24: 285–315
40. Udvarhelyi GB, Wood JH, James AE Jr, Bartelt D (1975) Results and complications in 55 shunted patients with normal pressure hydrocephalus. Surg Neurol 3: 271–275
41. Wade JPH, Hachinski VC (1987) Cerebral Steal: Robbery or maldistribution. In: Wood JH (ed) Cerebral blood flow, McGraw Hill, New York, pp 467–480
42. Wells CE (1978) Chronic brain disease: An overview. Amer J Psychiatr 135: 1–12
43. Welsh JE, Tyson GW, Winn HR, Jane JA (1979) Chronic subdural hematoma presenting as transient neurologic deficit. Stroke 10: 564–567
44. Yakovlev PI (1947) Paraplegias of hydrocephalics. Am J Ment Defic 51: 561–576
45. Yamada S, Cojacary T (1987) Arteriovenous malformations. In: Wood JH (ed) Cerebral blood flow. McGraw Hill, New York, pp 580–592

Pharmakotherapie dementieller Erkrankungen

G. Ladurner und *W.-U. Weitbrecht*

Einleitung

Die konservative pharmakologische Therapie der dementiellen Erkrankungen sollte einerseits wissenschaftlich begründbar sein und andererseits eingebettet sein in ein größeres Therapiekonzept, welches andere Therapiemöglichkeiten wie die soziale Eingliederung, Trainingsbehandlung, physikalische Therapie mit berücksichtigt. Hierzu gehört auch, die Möglichkeit für den Patienten und seine Angehörigen zu schaffen, eine klare Einstellung zu Art und Verlauf des Krankheitsbildes zu finden. Natürlich können nicht ähnlich eindrückliche und spektakuläre Resultate erwartet werden wie bei der chirurgischen Therapie z.B. des chronisch subduralen Hämatoms, wie dies im vorausgegangenen Abschnitt dargestellt wurde. Solche chirurgisch behandelbare Ursachen sind im Vergleich zu den im Vordergrund stehenden Krankheitsbildern wie die Alzheimersche Erkrankung oder die Multiinfarkt-Demenz jedoch wesentlich seltener. In den schon dargestellten differentialdiagnostischen Überlegungen zu dementiellen Krankheitsbildern ist gezeigt worden, daß einzelne Krankheitsbilder mit metabolischen oder endokrinen Ursachen einer kausalen pharmakologischen Therapie zugänglich sind. Auf diese Krankheitsbilder soll jedoch im folgenden nicht eingegangen werden. Weiterhin sollte berücksichtigt werden, daß nicht immer nur der Aspekt der Behandlung von Bedeutung sein kann, sondern daß z.B. bei den vaskulären Demenzen mit der Vorbeugung von rezidivierenden Hirninfarkten auch eine prophylaktische Therapie den Krankheitsverlauf beeinflussen kann [3, 24].

Hirndurchblutung

Untersuchung und Behandlung von intellektuellen Abbauprozessen waren lange mit der Messung der Hirndurchblutung verknüpft, da die Vorstellung bestand, daß der Großteil der dementiellen Erkrankungen arteriosklerotischer Genese sei. Untersuchungen der Hirndurchblutung mit verschiedenen Verfahren an Gesunden zeigen, daß die Hirndurchblutung mit zunehmendem Alter progredient abnimmt [2, 17, 22].

Als Ursache für diese altersabhängige Reduktion des zerebralen Blutflusses wurde eine Abnahme der Zahl der Neurone angenommen. Andererseits konnten Shaw et al. [25] anhand von intraindividuellen Verlaufskontrollen zeigen, daß neben einer Abnahme der zerebralen Durchblutung in den höheren Altersgruppen auch eine zunehmende Progressionstendenz der Arteriosklerose nachweisbar war. Andererseits konnte nachgewiesen werden, daß Hirndurchblutung und Hirnstoffwechsel ebenso von der momentanen Hirnfunktion abhängig sind. So konnten Ingvar und Risberg [14, 15] zeigen, daß bei Durchführung testpsychologischer Untersuchungen beträchtliche Veränderungen der Durchblutung, insbesondere der grauen Hirnsubstanz, nachweisbar sind. Ebenso ließen sich bei motorischer Aktivität oder sensorischer Reizung typische regionale Veränderungen der Hirndurchblutung aufzeigen [13]. Dies kann als Hinweis dafür gewertet werden, daß unterschiedliche Aktivität auch zu verschiedener Hirndurchblutung führen kann.

Vergleichende Messungen von Patienten mit seniler Demenz vom Alzheimer-Typ oder Multiinfarkt-Demenz zeigen gegenüber einer alters-entsprechenden Kontrollgruppe von Gesunden eine Reduktion des regionalen zerebralen Blutflusses, betont im frontalen, temporalen und parietalen Cortex.

Die Reduktion des mittleren regionalen zerebralen Blutflusses ist bei Patienten mit Multiinfarkt-Demenz deutlicher [1, 7, 23]. Dabei korrelierte sowohl die Schwere der Demenz, als auch die Dauer der Erkrankung mit der Verminderung der Hirndurchblutung [4, 16, 26]. Jedoch nicht nur die zerebrale Durchblutung, sondern auch die zerebralen Umsatzraten für Glukose und Sauerstoff nehmen mit zunehmender Dauer und Schwere einer dementiellen Erkrankung ab [10], was auf einen Zusammenhang zwischen diesen Parametern hinweist.

Diese Befunde lassen es möglich erscheinen, über eine Verbesserung der Durchblutung bei einer noch bestehenden Hypoxie oder aber des Glukose- bzw. Sauerstoffumsatzes zu einer Besserung der Hirnfunktion zu kommen.

Verschiedene als Vasodilatatoren bekannte Substanzen sind in Hinblick auf ihre Wirkung auf die Hirndurchblutung untersucht worden [6, 9].

Es zeigte sich, daß peripher durchblutungssteigernde Medikamente wie Theophyllinderivate, Nikotinsäurederivate, Raubasin und Naftidrofuryl zerebral zu keiner Erhöhung der Hirndurchblutung, sondern sogar zu einer Abnahme der selben führen. Andere Substanzen haben keinen (z. B. Coergocristin, Nicerogolin) oder einen leichten, vor allem in der grauen Substanz durchblutungssteigernden Effekt wie z. B. Centrophenoxin, Ginkgo-biloba-Extrakt, Pyrithioxin, Piracetam. Bei Dextran-Infusionen konnte ein allgemein durchblutungssteigernder Effekt auch im minderdurchbluteten Bezirk nachgewiesen werden. Dabei sind diese Phänomene zumindest zusätzlich zur stoffwechselaktiven Wirkung auch auf rheologische Änderung mit Beeinflussung der Viskosität zurückzuführen.

Die Hoffnung, bei Patienten mit einer Alzheimer-Demenz oder einer vaskulären Demenz durch ein Anheben der Hirndurchblutung die Krankheitssymptome zu bessern, ließ sich jedoch nicht bestätigen, da das geschädigte Gehirn auch bei einer vermehrt angebotenen Substratmenge diese nicht entsprechend verwerten kann. Allerdings ist bei einem Teil der Substanzen, die einen rheologischen Wirkungsmodus aufweisen bzw. über die Thrombozytenaggregation wirksam sind, zu berücksichtigen, daß sie einen prophylaktischen Effekt bei der vaskulären Demenz entfalten, indem sie zu einer Verminderung der Wahrscheinlichkeit des Auftretens neuer Insulte führen. Dies gilt auch für die Kontrolle vaskulärer Risikofaktoren durch andere Therapieprinzipien wie z. B. einer effektiven Hochdruckbehandlung oder einer Diät.

Tabelle 1. Geriatrische Beurteilungsskala (SCAG)

Nr.	Beurteilungsgegenstand	Bewertung
1	Verwirrtheit	1 = nicht vorhanden
2	Geistige Wachsamkeit	2 = sehr gering
3	Beeinträchtigung des Kurzzeitgedächtnisses	3 = gering
4	Desorientierung	4 = gering bis mäßig
5	Depressive Stimmung	5 = mäßig stark
6	Emotionale Labilität	6 = stark
7	Sorgt für sich selbst	7 = sehr stark
8	Angst	
9	Motivation, Initiative	
10	Reizbarkeit	Maximalbewertung: 133
11	Feindseligkeit	
12	Lästig	
13	Indifferent gegenüber der Umgebung	
14	Ungeselligkeit	
15	Nicht kooperativ	
16	Ermüdung	
17	Appetit (Anorexie)	
18	Schwindel	
19	Gesamteindruck des Patienten	

Dennoch konnte bei einigen Substanzen, die den zerebralen Vasodilatatoren zugerechnet werden, ein Effekt auf den Glukoseumsatz und den Sauerstoffverbrauch nachgewiesen werden [11, 12]. Dies findet parallel auch seinen Niederschlag in Wirkungen auf die Reaktionszeit, die Flimmerverschmelzungsfrequenz oder EEG-Parameter. Da jedoch im Zentrum unserer Betrachtung die klinische Wirksamkeit auf Verhaltensparameter der Patienten stehen sollte, beziehen sich die weiteren Ausführungen auf Untersuchungen, die sich auf geriatrische Beurteilungsskalen wie z.B. die SCAG stützen (Tabelle 1).

Ergebnisse nach Gabe von durchblutungssteigernden Medikamenten

So konnte z. B. in einer Doppelblind- und Vergleichsuntersuchung an Patienten mit primär degenerativer Demenz gezeigt werden, daß schon in der vierten Woche nach Beginn der Behandlung und deutlicher nach zwölf Wochen eine statistisch signifikante Besserung der Summenscores der geriatrischen Skala (SCAG) bei Therapie mit Ginkgo-biloba-Extrakt oder Coergocristin im Vergleich mit Plazebo nachweisbar war.

Dabei zeigte sich bei Untersuchung der Einzelscores keine signifikanten Unterschiede zwischen den einzelnen Skalen [28]. Ähnliche Resultate finden sich auch bei anderen Ergotaminpräparaten. Dabei liegen hier eine Reihe von Studien vor, die um den 3. Monat eine signifikante Verbesserung im SCAG zwischen Plazebo- und Patientengruppe aufweisen. Dies wurde auch durch komplementäre Untersuchungsparameter wie EEG und anderes zusätzlich belegt. Damit wird auch das Coergocristin aus dieser Medikamentengruppe als die wesentliche Bezugssubstanz angesehen. Für Nicerogolin [19] lassen sich ähnliche Effekte belegen, wobei ebenfalls klinische, vor allem aber EEG-Parameter, auf einen besonderen Wirkungseffekt hingewiesen haben. In beiden zuletzt genannten Substanzgruppen war jedoch über die Messung der Hirndurchblutung keine signifikante Änderung zwischen der Plazebo- und Kontrollgruppe festzustellen (Tabelle 2).

Kalzium-Antagonisten wie das Nimodipin konnten ebenfalls einen signifikanten Unterschied zwischen einer Kontrollgruppe

Tabelle 2. Wirkung bei Demenz/Psychosyndrom

	Klinik (SCAG)	CBF	EEG	Woche
Ginkgo Biloba	+	+	+	4
Coergocristin	+	−	+	12
Nicergolin	+	−	+	14
Nimodipin	+	+	+	4
Pirinethol	+	+	+	14
Piracetam	+	+	+	12

und einer Verumgruppe bei Patienten mit einem organischen Psychosyndrom belegen [21]. Dabei kommt es zu einer Verbesserung der Hirndurchblutung, wobei allerdings über eine selektive Veränderung der Durchblutung in verengten Gefäßen einer luxury perfusion und damit einer Senkung der Hirndurchblutung im bereits geschädigten Areal entgegengewirkt wird.

Dies konnte dadurch belegt werden, daß die Erhöhung der Hirndurchblutung besonders in den Arealen der Mangeldurchblutung deutlicher war als in den bereits normal perfundierten Hirnarealen [5].

Zusätzlich konnte ein positives klinisches Wirkungsprofil bei Patienten mit organischem Psychosyndrom auch beim Pirinethol über klinische Parameter belegt werden [8], wobei diese Untersuchungen auch durch EEG-Parameter und biochemische Daten gestützt sind. Dabei konnte für das Pirinethol ebenfalls eine Erhöhung der Hirndurchblutung offenbar als Sekundärphänomen über eine Verbesserung der Stoffwechsellage nachgewiesen werden.

Analoge Untersuchungen gibt es auch für das Piracetam [8].

Diskussion

Diese Untersuchungen verdeutlichen, daß bei Patienten mit vaskulärer Demenz oder Alzheimer-Demenz mit leichten oder mittelschweren klinischen Symptomen Besserungen über die Gabe von Nootropika bzw. vasoaktiven Substanzen zu erreichen sind. Dabei darf allerdings die Eigendynamik der Erkrankung nicht aus den Augen verloren werden, wobei der Spontanverlauf bei der Alzheimerschen Erkrankung natürlich ein chronisch progredienter ist, während bei der Multiinfarktdemenz über eine Kontrolle der Risikofaktoren, insbesondere einer Stabilisierung der Herzleistung, auch ein stabiler Verlauf bzw. sogar eine Besserung möglich ist. Daneben darf nicht vergessen werden, daß neben der pharmakologischen Ebene auch noch andere Zugänge in der Therapie von dementiellen Syndromen, respektive von psychoorganischen Syndromen, von Bedeutung sind. So konnte gezeigt werden [27], daß durch den zusätzlichen Einsatz von kognitivem Training und der Gabe von Nootropika ein besserer Effekt erzielt werden kann als durch die ausschließliche Gabe von Nootropika. Dies scheint darauf hinzuweisen, daß die Lernfähigkeit durch die Nootropika verbessert wird. Zusätzlich ist zu berücksichtigen, daß alleine das Ausüben von normalen Handlungsabläufen wie das Bewegen einer Hand oder aber das Sprechen zu einer deutlichen Erhöhung der Hirndurchblutung führen kann [13, 20], so daß der medikamentöse Ansatz alleine nicht als ausschließliche Bezugsebene in der Therapie gewählt werden darf.

Neben der bisher beschriebenen Therapie von Abbauprozessen in einer relativ unspezifischen Art, die sich auf eine gemeinsame Strecke sowohl der vaskulären als auch der primär degenerativen Demenzen bezieht, besteht die Möglichkeit einer Therapie mit Präkursoren, die auf Neurotransmitter wie Acetylcholin, Dopamin und Adrenalin einwirken. Dabei handelt es sich hier um Therapiekonzepte, die aufgrund von biochemischen Untersuchungen an Patienten mit M. Alzheimer und ähnlichen Krankheitsbildern gewonnen wurden, wobei insbesondere zwei Fermentsysteme nämlich die Cholinacetyltransferase und die Monoaminaoxydase in Hinblick auf die Alzheimersche-Erkrankung von besonderem Interesse erscheinen.

Klinische Untersuchungen von potentiellen Medikamentengruppen, die auf diese Fermentsysteme einwirken, haben an Einzeluntersuchungen kurzfristige Wirksamkeiten belegen können, wobei allerdings nur eine Verbesserung von Teilaspekten von experimentellen Gedächtnisstörungen möglich war. Klinische Untersuchungen an Patienten mit intellektuellen Abbauprozessen haben bei Cholindonatoren unterschiedliche, aber überwiegend negative Resultate gebracht. Trotzdem besteht die Hoffnung, daß gerade in diesem Bereich eine Reihe neuer Medikamente mit spezifischerer Wirkung entwickelt wird.

Zusammenfassung

Die medikamentöse Therapie der Demenzen ist heute, wenn wir von den kausal behandelbaren Formen absehen, eine unspezifische, die mittels der Nootropika an einer gemeinsamen, unspezifischen Strecke verschiedener Demenzformen einsetzt. Dabei können jedoch signifikante Verbesserungen des klinischen Bildes nachgewiesen werden, wobei diese auch in anderen Parametern wie der Hirndurchblutung, dem EEG oder auch biochemisch Änderungen faßbar sind. Allerdings ist zu berücksichtigen, daß durch gleichzeitiges kognitives Training die Leistungsfähigkeit nochmals über das Niveau, das durch die Nootropika erreicht werden kann, angehoben werden kann, wobei ebenfalls der Effekt normaler physiologischer Handlungen in Hinblick auf die Hirndurchblutung und damit auf die Aktivierung des Patienten nicht unterschätzt werden sollen.

Literatur

1. Amano T, Meyer JS, Okabe T, Shaw T, Mortel K (1983) Measurements of local cerebral blood flow and xenon partition coefficients in Alzheimer disease versus normal aging. In: Meyer JS, Lechner H, Reivich M, Ott EO (eds) Cerebral vascular disease. Vol 4. Excerpta Medica, Amsterdam Oxford Princeton, pp 244–249
2. Bernsmeier A, Gottstein U (1958) Hirndurchblutung und Alter. Verh Deutsch Ges Kreisl Forsch 24: 248
3. Fields WS, Lemak NA, Frankowski RF, Hardy RJ (1977) Controlled trial of Aspirin in cerebral ischemia. Stroke 8: 301–316
4. Frackowiak RSJ, Pozzilli C, Legg NJ, Du Boulay GH, Marshall J, Lenzi GL, Jones T (1981) Regional cerebral oxygen supply and utilization in dementia. A clinical and physiological study with oxygen-15 and positron tomography. Brain 104: 753–778
5. Gaab MR, Haubitz I, Brawanskki A et al. (1985) Acute Effects of Nimodipine on cerebral blood flow and ICP aus: Betz E, Deck K, Hoffmeister F (Hrsg) Nimodipine. Schattauer, Stuttgart New York, S 163–184
6. Heiss W-D (1979) Cerebral blood flow in measurement using a scintillation camera. Clin Nucl Med 4: 385–396
7. Heiss W-D (1982) Hirndurchblutung und Hirnstoffwechsel im Alter und beim hirnorganischen Psychosyndrom. In: Bente D, Coper H, Kanowski S (Hrsg) Hirnorganische Psychosyndrome im Alter. Springer Verlag, Berlin Heidelberg New York, S 224–236

8. Herrmann WM, Kern V (1987) Nootropika Nervenarzt 58: 358–364
9. Herrschaft H (1976) Gehirndurchblutung und Gehirnstoffwechsel. Fortschr Neurol Psychiat 44: 195–322
10. Hoyer S (1983) Pathophysiologische und pathobiochemische Aspekte der chronischen zerebrovaskulären Insuffizienz. Therapiewoche 33: 1193–1203
11. Hoyer S, Krüger G, Oesterreich K, Weinhardt F (1976) Effects of drugs on cerebral blood flow and oxidative metabolism in patients with dementia. Excerpta medica, Amsterdam Oxford 77: 25–28
12. Hoyer S, Oesterreich K, Stoll K-D (1977) Effects of pyritinol-HCL on blood flow and oxidative metabolism of the brain in patients with dementia. Drug Res 27: 671–674
13. Ingvar DH (1976) Die Funktionsverteilung in der dominanten Hemisphäre untersucht mit Messungen der regionalen Hirndurchblutung. In: Hoyer S (ed) Hirnstoffwechsel und Hirndurchblutung. Excerpta Medica, Amsterdam Oxford, S 9–20
14. Ingvar DH, Risberg J (1965) Influence of mental activity upon regional blood flow in man. Acta Neurol Scand Suppl 14: 183
15. Ingvar DH, Risberg J (1967) Increase of regional cerebral blood flow during mental effort in normals and in patients with focal brain disorders. Exp Brain Res 3: 195
16. Ingvar DH, Lassen NA (1979) Activity distribution in the cerebral cortex in organic dementia as revealed by measurements of regional blood flow. In: Hoffmeister F, Müller C (eds) Brain function in old age. Springer Verlag, Berlin Heidelberg New York, pp 268–277
17. Kennedy C, Sokoloff L (1957) An adaption of nitrous oxyde method to the study of the cerebral circulation in children; normal values for cerebral blood flow and metabolic rate in childhood. J Clin Invest 36: 1130
18. Kugler J (1985) Nicerogolin und Hirnleistungsinsuffizienz – Beobachtungen bei einjährigen Behandlungskontrollen. In: Heidrich H (Hrsg) Therapeutische Wirksamkeitsnachweise bei nootropen und vasoaktiven Substanzen. Springer Verlag, Berlin Heidelberg New York, S 259–274
19. Kugler J, Heidrich H (1984) Nicerogolin und Hirnleistungsinsuffizienz. Fortschr Med 102: 1091–1096
20. Lechner H, Oh E, Ladurner G et al. (1979) Static dynamic aspects of CBF in Relation to brain function in old age. Thieme, Stuttgart
21. Menazzi D, Monte negro R, Castro JM (1985) Nimodipine in the Treatment of chronic cerebrovascular Insufficiency. Aus: Nimodipine Pharmacological and Clinical Properties. Betz E, Deck K und Hoffmeister F. Schattauer, Stuttgart, N/1985
22. Narotimi H, Meyer JS, Sakai F, Yamguchi F, Shjaw T (1979) Effect of advancing age on regional cerebral blood flow. Arch Neurol 36: 410–416
23. Perez FI, Matthew NT, Stump DA, Meyer JS (1977) Regional cerebral blood flow statistical patterns and psychological performance in multi-infarct dementia and Alzheimer's disease. Can J Neurol Sci 4: 53–62

24. Reuther W, Dorndorf W, Loew D (1980) Behandlung transitorisch-ischämischer Attacken mit Acetylsalizylsäure. Münch Med Wochenschr 122: 795–798

25. Shaw TG, Mortel KF, Meyer JS, Hardenberg J, Okabe T, Okayasu H (1983) Four year longitudinal (prospective) analysis of age-related changes of cerebral blood flow measured in normal healthy and risk-factored volunteers. In: Meyer JS, Lechner H, Reivich M, Ott EO (eds) Cerebral vascular disease. Vol 4 Excerpta Medica, Amsterdam Oxford Princton, pp 15–21

26. Simard D, Oleson J, Paulsen J, Paulson OB, Lasse NA, Skinhoj E (1971) Regional cerebral blood flow and its regulation in dementia. Brain 94: 273–288

27. Weidenhammer W, Fischer B, Lehrl S (1986) Erfahrungen mit der kombinierten Therapie aus Antihypoxidoticum und zerebralem Training. Geriatrics- pregeriatrics-rehabilitation 2: 113–146

28. Weitbrecht W-U, Jansen W (1986) Primär degenerative Demenz: Therapie mit Ginkgo-biloba-Extrakt. Plazebo-kontrollierte Doppelblind- und Vergleichsstudie. Fortschr Med 104: 199–202

Sozialpsychiatrische Probleme bei der Betreuung und Therapie von Patienten mit dementiellen Erkrankungen

A. Kurz, R. Feldmann, M. Müllers-Stein und *B. Romero*

Einleitung

Die Alzheimersche Krankheit im engeren und weiteren Sinne, also unter Einschluß der senilen Demenz, und vaskuläre Demenzen sind die weitaus häufigsten Formen der schweren globalen Hirnleistungsstörung in der zweiten Lebenshälfte. Für sie gibt es heute noch keine Behandlung, die eine Besserung der Hauptsymptome oder eine Beeinflussung des Verlaufs herbeiführen könnte [3]. Die zahlreichen anderen Erkrankungen, die grundsätzlich als Ursache einer Demenz in Frage kommen, spielen im mittleren und höheren Lebensalter nur eine geringe quantitative Rolle. Von ihnen ist wieder nur ein kleiner Teil einer Therapie zugänglich [1]. Die Betreuung eines Demenzkranken muß sich daher auf unspezifische Therapieverfahren konzentrieren, die nicht in die Ätiologie und Pathogenese des zugrundeliegenden Leidens eingreifen, sondern die Folge- und Begleiterscheinungen einer Demenz zu beeinflussen suchen. Hierzu gehört neben der Aufrechterhaltung eines optimalen körperlichen Gesundheitszustandes die medikamentöse Behandlung von Angst, starker Unruhe, hochgradig aggressivem Verhalten, depressiven Verstimmungen, Schlafstörungen, ausgeprägten wahnhaften Phänomenen und Sinnestäuschungen. Das Erscheinungsbild und der Schweregrad einer Demenz werden aber nicht allein von biologischen Faktoren bestimmt. Die Reaktionen des Kranken auf seine zunehmenden Einschränkungen, die damit verbundenen Bewältigungs- und Abwehrmechanismen, stehen im täglichen Leben oft stärker im Vordergrund als die intellektuellen Defizite. Ein ungünstiger äußerer Lebensrahmen, eine den Bedürfnissen des Kranken nicht genau angepaßte Form der

Betreuung, zwischenmenschliche Konflikte, eine unzureichende Nutzung und Förderung von vorhandenen Fähigkeiten können nicht nur sein Wohlbefinden stark beeinträchtigen, sondern lassen auch sein Leistungsvermögen unter das erreichbare Maß absinken [7].

Die Behandlung eines Demenzkranken muß also den Versuch einschließen, bestmögliche innere und äußere Lebensbedingungen für den Kranken herzustellen. Dies kann in einer Beratung der Pflegepersonen geschehen. Dabei handelt es sich in den meisten Fällen um Angehörige, denn nur ein Fünftel aller dementen älteren Menschen lebt in Heimen oder Krankenhäusern. Die Angehörigen sind durch die Pflege oft bis an die Grenze ihrer Belastungsfähigkeit beansprucht. Die Beratung hat daher auch die Funktion, sie bei ihrer schweren Aufgabe zu unterstützen und dadurch den vorzeitigen Zusammenbruch der familiären Versorgung zu verhindern [4].

Im folgenden versuchen wir, einige psychologische und soziale Fragen in der Behandlung von Demenzkranken anzusprechen. Die Überlegungen beziehen sich in erster Linie auf Patienten mit Alzheimerscher Krankheit, sie gelten aber zu einem großen Teil auch für andere Formen der Demenz.

Was bedeutet es, an einer Demenz zu leiden?

Erstes Symptom einer Demenz ist in der Regel eine abnehmende Fähigkeit, neue Gedächtnisspuren zu bilden. Die Kranken nehmen ihre Vergeßlichkeit wahr und sind dadurch zutiefst bestürzt, oft auch peinlich berührt. Durch die Merkschwäche geht die zeitliche Kontinuität der Erfahrung verloren. Das Geschehende kann nicht mehr als sinnvoller Zusammenhang erfaßt und verstanden werden. Es ist beispielsweise nicht mehr möglich, einen längeren Text zu lesen oder einer Unterhaltung zu folgen. Damit ist ein Teil der sprachlichen Kommunikation verschlossen. Eine weitere Folge der Merkschwäche ist, daß eigene Handlungsentwürfe nicht lange genug aufrechterhalten werden können, um sie zu Ende zu führen. Handlungen bleiben in Ansätzen stecken und erreichen ihr Ziel nicht. An den einfachsten Verrichtungen des täglichen Lebens wird den Kranken ihr Unvermögen stets auf neue bewußt. Schon früh im Verlauf einer Demenz beginnt das allgemeine intellektuelle Niveau abzusinken. Entscheidungsprozesse sind erschwert, die Fähigkeit zur Erfassung und Lösung von Problemen nimmt immer mehr ab. Dies bedeutet einen weiteren tiefen Einschnitt in die Fähigkeit zur Lebensbewältigung, der oft noch schmerzlicher und beschämender empfunden wird als die Merkschwäche. Die Kranken können durch ein Übermaß an Sinneseindrücken leicht überfordert werden. Oft reicht dazu schon die Anwesenheit von mehreren Personen oder ein Ortswechsel aus. Charakteristische Reaktionsweisen auf solche Überforderungen sind Panikzustände oder auch aggressives Verhalten.

Aufgrund der zunehmenden Beeinträchtigungen sind die Kranken in immer stärkerem Maß auf ihre Angehörigen oder auf andere Pflegepersonen angewiesen. Vielfach sind sie sich dessen bewußt und fühlen sich als wertloser Ballast. Als Vorgang der Abwehr ist es zu verstehen, wenn die Kranken ihre Unselbständigkeit und ihre Fehlleistungen verleugnen. Hilfe ist notwendig, aber nicht immer ist sie willkommen. Die tiefe Wunde im Selbstgefühl kann bei jeder Handreichung aufbrechen, vor allem wenn sie nicht sehr behutsam und taktvoll geschieht. Nicht selten kommt es zu einer heftigen Gegenwehr, besonders bei Hilfestellungen, die in den Intimbereich eindringen müssen.

Schon die Merkschwäche und der Niedergang des Denkvermögens führen zu einer Einschränkung der Kommunikationsfähigkeit. Sehr viel unmittelbarer ist dieser Lebensbereich durch die Sprachstörungen betroffen, die im Rahmen einer Demenz sehr oft auftreten. Anfangs ist nur die Wortfindung erschwert, später sind die Kranken immer weniger im Stande, ihre Gedanken und Empfindungen sprachlich mitzuteilen. Der Sprachverlust ist oft von Gefühlen der Ohnmacht, der Verzweiflung und der Einsamkeit begleitet.

Wenn die Gegenwart immer weniger begreiflich wird, verliert sie allmählich ihren formenden Einfluß auf das Selbst- und Weltverständnis. Die subjektive Ordnung der Dinge ist nicht mehr zeitgemäß, sondern sie wird zunehmend bestimmt durch den erinnerbaren Bestand des Früheren. Damit trübt sich auch der zunächst klare Blick auf das eigene Kranksein. Die unzeitgemäße subjektive Ordnung stößt zwangsläufig mit den tatsächlichen Gegebenheiten zusammen. Wir dürfen aber nicht erwarten, daß die Kranken ihre Sichtweise korrigieren, denn an ihr hängt der Rest der angegriffenen Selbstachtung. Da sie mit der verstandesmäßigen Verarbeitung des Widerspruchs meist überfordert sind, reagieren sie auf derartige Kollisionen oft mit heftigen Wutausbrüchen.

In späteren Stadien der Demenz verblaßt allmählich die Erinnerung an die Vergangenheit. Mit ihr geht die Wurzel des Selbstwertgefühls und der personalen Identität verloren. Die Welt der Kranken besteht fast nur noch aus beziehungslosen, flüchtigen Situationen.

Im Gegensatz zu den schwindenden Kräften des Verstandes bleiben das Gefühlserleben, die sozialen Umgangsformen und die zentralen Bereiche der Persönlichkeit in der Mehrzahl der Fälle lange erhalten. Daher wird jener Teil der Gegenwart, der sich auf diese Ebenen bezieht, zum einzigen Halt und zur einzigen Sicherheit. Diese Gegenwart besteht in der Anwesenheit eines vertrauten, liebevollen und geduldigen Menschen. Daraus erklären sich Anklammerungstendenzen und andere regressive Verhaltensweisen.

Was bedeutet es, einen Demenzkranken zu versorgen?

Wie schwer ist es, mit einem dementen älteren Menschen zusammenzuleben, kann sich ein Außenstehender kaum vorstellen. Allein die praktisch-pflegerischen Aufgaben führen zu einer enormen zeitlichen, psychischen und physischen Belastung der Pflegepersonen [2]. Häufig müssen sie ihre eigenen Lebensinteressen zurückstellen oder sogar ganz aufgeben.

Die Eigenart der Krankheit bringt es mit sich, daß viele der gewohnten Möglichkeiten, alltägliche Problemsituationen zu lösen und Verhalten zu beeinflussen, nicht anwendbar sind. Die Angehörigen stoßen daher sehr oft an Grenzen. Ein neu hinzukommendes, nicht beherrschbares Krankheitssymptom, eine zusätzliche körperliche Erkrankung, finanzielle Engpässe oder

Konflikte mit anderen Familienmitgliedern können sehr rasch zum Zusammenbruch der häuslichen Versorgung führen.

Leben mit der Demenz bedeutet aber noch mehr als einen unaufhörlichen und zermürbenden Kampf mit Krankheitssymptomen. Es ist ein langes, schmerzvolles Abschiednehmen von dem geliebten Menschen [6]. Am Beginn dieses Abschieds steht das Entsetzen über die unerklärlichen Veränderungen, die mit der nahestehenden Person vor sich gehen. Die Angehörigen wollen und können nicht wahrhaben, daß schon die ersten Äußerungen einer Demenz Anzeichen eines unaufhaltsam fortschreitenden Verfalls sind. Es ist verständlich, wenn sie sich mit allen Kräften dagegen auflehnen, wenn sie Hoffnung in jede neue Untersuchung, in jedes neue Medikament setzen. Ausdruck einer Verdrängung und Verleugnung der Krankheit kann es sein, wenn Symptome nur ausschnitthaft wahrgenommen oder bagatellisiert werden, oder wenn der Kranke durch ständiges Korrigieren dazu gebracht werden soll, sich wie früher zu verhalten.

Eine Zeitlang mag es noch gelingen, die gewohnten Formen des Zusammenlebens und der Beziehung aufrecht zu erhalten, auch wenn diese den Bedürfnissen und Fähigkeiten des Kranken nicht mehr entsprechen. Allmählich erreichen die Symptome aber einen Grad, der das bisherige Band der Gemeinsamkeit zerreißt. Nun sind die Angehörigen gezwungen, aus der Rolle des Ehepartners oder des Kindes hinüberzuwechseln in die Rolle des verantwortlichen Pflegers. Sie müssen sich Verhaltensweisen aneignen, die oft im Widerspruch stehen zur partnerschaftlichen oder filialen Loyalität, oft auch zum Respekt vor der Intimsphäre. Aus diesem Grund ist der Rollenwechsel stets mit Schuldgefühlen verbunden. Wenn es den Angehörigen nicht in ausreichendem Maß gelingt, sich von den früheren Rollenverhältnissen zu lösen, dann sind sie nicht in der Lage, die Krankheit wirklich hinzunehmen und sich auf die daraus entstehenden Notwendigkeiten einzustellen. Andererseits muß eine tragfähige emotionale Bindung aufrechterhalten bleiben, denn ohne sie wäre es nicht möglich, die Last der Pflege auf Dauer zu tragen und sich über Jahre einem so schwer veränderten Menschen liebevoll zuzuwenden und ihm das Gefühl der Würde und Selbstachtung zu verleihen.

Psychologische und soziale Gesichtspunkte der Behandlung

Die Probleme in der Betreuung eines Demenzkranken entstehen in einem jeweils individuell konfigurierten Bedingungsgefüge, zu dem die Krankheit selbst, die äußeren Gegebenheiten und die Eigenschaften der Menschen gehören, die sich mit dieser Krankheit unter den vorliegenden Umständen auseinandersetzen müssen. Ebenso individuell müssen und dürfen die Lösungen sein. Wege, die in einigen Fällen gangbar sind, können in anderen nicht beschritten werden.

Aufgabe der Beratung ist es, die Entstehungsbedingungen eines Problems zu ergründen und die Lösungsmöglichkeiten auszuloten, die den Betroffenen zur Verfügung stehen. Es kommt darauf an, den Angehörigen das Selbstvertrauen und die Zuversicht zu geben, daß sie mit ihren Mitteln und auf ihre Weise einen Weg finden werden. Ihre eigenen Kräfte müssen gefördert, ihr Einfallsreichtum freigesetzt werden. Dabei können allgemeine Erfahrungen nur als Leitlinie dienen.

Die wichtigste Voraussetzung für die Betreuung eines Demenzkranken ist ein ausreichendes Wissen über die vorliegende Krankheit. Mangelnde Kenntnisse führen zu Unsicherheit, zu Fehleinschätzungen und zu Mißverständnissen. Sie können auch Anlaß sein für unberechtigte Hoffnungen oder für unbegründete Resignation. Viele Angehörige fragen sich beispielsweise, ob sie durch Versäumnisse oder durch unzureichende Betreuung zum Ausbruch der Krankheit oder zu ihrer ständigen Verschlechterung beigetragen haben. Oft besteht eine Unzufriedenheit mit den behandelnden Ärzten, weil keine Therapie entscheidend nützt. Eine häufige Sorge gilt der Erblichkeit von Demenzen. Die erste Aufgabe des Arztes besteht also darin, die Angehörigen auf der Grundlage einer möglichst gut gesicherten Diagnose über die Art der Krankheit, über ihre Ursachen, ihre charakteristischen Symptome und über den zu erwartenden Verlauf zu informieren.

Die Angehörigen sind zwar mit dem Verhalten des Kranken vertraut, sie können aber nur schwer einschätzen, wie die Einschränkungen einzelner psychischer Leistungen zum Krankheitsbild beitragen und wie sie miteinander zusammenhängen. Meist sind sie sich auch nicht darüber im klaren, daß die Kranken selbst unter ihren Defiziten leiden, daß sich dieses Leid in sehr unterschiedlicher Weise äußern kann und daß die Auseinandersetzung mit der Krankheit Abwehrmechanismen wie Verleugnung, Vermeiden, Regression, Somatisierung und Projektion einschließt. Es ist daher eine genaue Analyse der verlorengegangenen und der noch vorhandenen Fähigkeiten sowie der Bewältigungsversuche nötig. Eine solche Bestandsaufnahme fördert das Verständnis für den Kranken und kann dabei helfen, Überforderung oder übermäßige Behütung und Bevormundung zu vermeiden.

Manche der verbleibenden Fähigkeiten liegen offen zutage, werden aber dennoch nicht in vollem Umfang genutzt. Dazu gehören vor allem die sozialen Umgangsformen. Viele Patienten verfügen trotz schwerster intellektueller Einbußen über ihr früheres Repertoire an zwischenmenschlichen Verhaltensweisen. Dies ist keineswegs eine wertlose Fassade, sondern eine wichtige Kompetenz, die eine Möglichkeit bietet, mit der Umgebung in Beziehung zu treten.

Viele Angehörige schildern das Problem, daß der Kranke zu einer sinnvollen Beschäftigung nicht mehr in der Lage sei. Die Bewertung, ob eine Tätigkeit sinnvoll ist, bezieht sich dabei meist auf sein früheres Leistungsniveau. Weniger anspruchsvolle Beschäftigungen werden oft nicht erprobt. Aus diesem Grund kommt es häufig vor, daß einem Patienten, der schwierigere Aufgaben nicht mehr ausführen kann, auch einfache Tätigkeiten abgenommen werden, zu denen er vielleicht noch imstande wäre und die ihm ein Gefühl der Bestätigung, aber auch einen Platz in der Gemeinschaft geben könnten. Man sollte bei der Frage nach der Beschäftigung daran denken, daß es bei fast allen Menschen Fähigkeiten und Interessen gibt, die in der eingefahrenen Routine des Alltags auch in gesunden Tagen nicht zum Vorschein kommen. Um solche verschütteten Möglichkeiten aufzuspüren, kann die Rückbesinnung auf die Jugend und auf das frühe Erwachsenenalter hilfreich sein. Besondere Aufmerksamkeit sollte den Formen der Beschäftigung zuteil werden, die das emotionale Erleben und das ästhetische Empfinden ansprechen. Der Sinn für Melodie und Rhythmus oder auch für tänzerische Bewegung ist bei manchen Kranken erhalten, die keinen vollständigen Satz mehr sprechen oder lesen können.

Zum Rückgriff auf das Frühere gehört der Versuch, Erinnerungen wachzurufen. Patienten, die mit der Gegenwart nichts mehr anzufangen wissen, leben oft sichtbar auf, wenn sich das Gespräch der Vergangenheit zuwendet. Man kann beim Abruf von Erinnerungen alte Photographien oder Musikstücke einsetzen.

Wenn die Kranken die gegenwärtigen Ereignisse nur noch aus dem Blickwinkel früherer Erfahrungen deuten und damit an der Wirklichkeit vorbeigehen, ist der Versuch meist erfolglos, sie auf ihre Fehlurteile hinzuweisen und dadurch an die gemeinsame Realität heranzuführen. Hilfreicher und für die Kranken weniger verletzend, aber nicht immer möglich, ist es, sich in ihr Bild von der Welt hineinzuversetzen und von hier aus ihr Verhalten zu modifizieren, falls dies nötig ist.

Durch eine genaue Verhaltensanalyse läßt sich manchmal auch herausfinden, daß bestimmte Krankheitssymptome durch äußere Umstände ausgelöst oder verstärkt werden. Panikreaktionen und aggressives Verhalten gehen häufig auf eine Überforderung durch allzuviele Sinneseindrücke zurück. Sie lassen sich in vielen Fällen vermeiden, wenn man den Kranken ruhig und verständnisvoll begegnet, wenn man ihnen das eben Geschehende in geeigneter Weise erläutert und sie auf Kommendes vorbereitet.

Es verlangt Geschick, Einfühlungsvermögen und Takt, das Verhalten eines Patienten in die gewünschte Richtung zu lenken, ohne ihn unnötig zu kränken. Ablenkung und Zuwendung sind in der Regel geeignetere Mittel als Argumentation oder restriktive Maßnahmen. Eine ganz besondere Bedeutung kommt der Aufrechterhaltung der sprachlichen Kommunikation zu. Die Mitteilungen der Kranken sind oft schwer verständlich oder ihrem Inhalt nach befremdend. Es kommt darauf an, trotz dieser Entstellungen das Anliegen der Person zu erkennen, die Signale zu entschlüsseln, und dieses Verständnis auch zum Ausdruck zu bringen. Gegenüber einem Demenzkranken muß man sich klar, einfach und mit Überzeugung äußern. Auch dürfen nicht zuviele Aussagen aneinandergereiht werden. Eine lebendige Mimik und Gestik kann unterstützend wirken. Mit dem Fortschreiten der Demenz verschiebt sich der Schwerpunkt der sprachlichen Verständigung meist von der Übermittlung sachlicher Informationen auf die Mitteilung emotionaler Inhalte, die von den Kranken leichter geäußert und verstanden werden können. Wenn die sprachlichen Fähigkeiten sehr stark eingeschränkt oder gar völlig erloschen sind, kann die Brücke der Verständigung auf dem Weg der nonverbalen Kommunikation durch Blicke, Gesten und Berührungen aufrecht erhalten werden.

Bei der Gestaltung des äußeren Lebensrahmens sind Sicherung und Vereinfachung die beiden entscheidenden Gesichtspunkte. In der Regel wird es nötig sein, einige Gegenstände in der Wohnung so zu verändern, daß von ihnen keine Gefahr für den Kranken oder für andere ausgehen kann. Der Tagesablauf sollte möglichst übersichtlich und gleichbleibend sein. Hinweisschilder an Türen, ein großer Kalender, eine gut ablesbare Uhr, eine Tafel mit den wichtigsten Mitteilungen können als Orientierungshilfe dienen. Meist ist es möglich, auch die Kleidung so zu vereinfachen, daß das selbständige An- und Auskleiden noch gelingt, wenn Reißverschlüsse, Knöpfe und Schnürsenkel zum Problem werden. Zur Gestaltung des äußeren Lebensrahmens gehört es auch, rechtzeitig Vorsorge zu treffen für die Regelung finanzieller Belange und für eine eventuell notwendig werdende Heimunterbringung. Hierbei sollte man sich von der Frage leiten lassen, welche Umgebung für den Kranken die besten Voraussetzungen bietet, seine noch vorhandenen Fähigkeiten zu nutzen und zu fördern.

Auf Dauer können die Angehörigen den Belastungen im Zusammenleben mit einem Demenzkranken nur standhalten, wenn sie ihre Möglichkeiten richtig einschätzen und mit ihren Kräften haushalten. Immer wieder müssen daher die Grenzen des Machbaren verdeutlicht, überhöhte Erwartungshaltungen korrigiert werden. Entscheidend ist ferner, die eigenen Lebensinteressen der Angehörigen als berechtigt anzuerkennen. Aufgrund von Schuld- und Verpflichtungsgefühlen können sich viele von ihnen nicht einmal für kurze Zeit von der Pflege freimachen, selbst wenn sie kurz vor dem Zusammenbruch stehen. Oft genügt es dann nicht, auf die

Notwendigkeit einer Erholungspause hinzuweisen; man muß sie förmlich verordnen.

Manchen Angehörigen fällt es sogar schwer, einen Teil der Aufgaben an andere Familienmitglieder abzutreten. Dies liegt nicht immer an deren mangelnder Hilfsbereitschaft. Oft bilden sich innerhalb einer Familie unbemerkt Zuständigkeiten heraus, die nur schwer zu revidieren sind. Nicht selten wird die versorgende Rolle aus unbewußten Abhängigkeitswünschen heraus übernommen. Ein Gespräch mit der ganzen Familie kann zur Aufdeckung solcher Strukturen und zu ihrer Veränderung beitragen. Ein Familiengespräch ist auch dann sinnvoll, wenn sich die primär versorgende Person in einem Loyalitätskonflikt zwischen dem Kranken und anderen Familienmitgliedern aufzureiben droht.

Entlastung der Angehörigen ist möglich durch die Hinzunahme von ambulanten Pflegekräften, seien es Laienhelfer oder geschulte Altenpfleger. Für manche Patienten ist auch eine Tagesstätte geeignet, wo sie für mehrere Stunden am Tag beaufsichtigt und beschäftigt werden. Solche Einrichtungen der ambulanten Altenpflege sind leider nicht an allen Orten verfügbar. Bei der Suche nach einer solchen Entlastungsmöglichkeit bedürfen die Angehörigen einer sehr sorgfältigen und sachkundigen Beratung. Eine große Erleichterung kann es auch bringen, wenn pflegende Angehörige mit gleichfalls von einer Demenzerkrankung betroffenen Familien Verbindung aufnehmen. Dieser Erfahrungsaustausch hilft das Gefühl der Verlassenheit überwinden, er liefert eine Fülle von Anregungen und bietet einen wichtigen emotionalen Rückhalt [6].

Literatur

1. Biedert S, Schreiter U, Alm B (1987) Behandelbare dementielle Syndrome. Nervenarzt 58: 137–149
2. Gilleard CJ, Boyd WD, Watt G (1982) Problems in caring for the elderly mentally infirm at home. Arch Gerontol Geriatr 1: 151–158
3. Kurz A, Lauter H (1987) Die Alzheimersche Krankheit. Dtsch Med Wschr 112: 973–977

4. Kurz A, Feldmann R, Müllers-Stein M, Romero B (1987) Der demenzkranke ältere Mensch in der Familie. Grundzüge der Angehörigenberatung. Z Gerontol 20: 248–251
5. Kurz A, Feldmann R, Müllers- Stein M, Rüster P, Lauter H (1987) Angehörigengruppen bei der Alzheimerschen Krankheit. Erste Erfahrungen und Ergebnisse. Psychiat Prax 14: 203–206
6. Kurz A, Feldmann R, Lauter H (1988) Leben mit der Demenz. Fundamenta Psychiat 2: 3–7
7. Lauter H, Müllers-Stein M, Zimmer R (1986) Vier Schritte zur Diagnose von Demenzprozessen im Alter. Dtsch Ärzteblatt 83: 1277–1281

Sachverzeichnis

AIDS 4, 14, 65, 74
Alkoholismus 4, 74
Altern Nervenzelldegeneration 3, 7
– pathologisch 5
– physiologisch 3
Alzheimer-Fibrillen 7, 18
Amyloid 9
Angiom arteriovenöses 84, 108
Angiopathie kongophile 4, 10, 22
Asystolien 75
Ataxie frontale 95

Beurteilungsskala geriatrische
   123
Blutung intrazerebral 16
Brain-mapping 80

Centrophenoxin 122
Ceriod-Lipofucinose 4
Cholinerges System 59, 67
Chorea Huntington 4, 18, 74
– Huntington (PET) 61
Chronisch subdurales
   Hämatom 84, 86
Coergocristin 122, 124
Computertomographie 51, 75, 89
Contusio cerebri 93

Demenz Alzheimer-Typ 4, 6, 26,
   33, 48, 59, 76, 121
– Antidepressiva 48
– Begriffsdefinition 1

– Durchblutung 30
– Epidemiologie 26
– Inzidenz 28
– Morbidität 27
– Morbiditätsrisiko 6
– Nervenzelldegeneration 7
– Olfakturiusmeningeom 102
– Pathobiochemie 30
– Persönlichkeitsänderung 45
– Pflege 133
– Prävalenz 27
– Ursachen-Übersicht 4
– bei AIDS 14
– präsenile 6
– reversible 44
– senile 74, 121, 130
– sozialpsychiatrische Probleme 130
– thalamisch 65
– vaskuläre 20, 26, 37, 62, 77, 121
Depressionen 46
Dopplersonographie 75
Drusen sensile 9, 12

Elektroenzephalogramm 78, 114,
   124
endokrine Störungen 75
Enzephalophathie hypertensive 4, 21
– paraneoplastische 75
– spongiöse 4, 11
– und AIDS 4
evozierte Potentiale 79
Exsikkose 75

Flimmerverschmelzungs-
frequenz 123
Folsäuremangel 75

Gerstmann-Sträussler-Scheinker-
Syndrom 13
Ginkgo-biloba-Extrakt 122, 124
Glukoseaufnahme 31
– stoffwechsel 121
– stoffwechsel (PET) 54
– stoffwechsel Gesunde 56
– verbrauch 31

Herpesenzephalitis 65
Herzinsuffizienz chronisch 75
Herzrhythmusstörungen 75
Hirndruckmessung 93, 98
Hirndurchblutung 30, 33, 37, 59, 121
Hirnorganisches Psychosyndrom 44
Hirnstoffwechsel 33, 37
Hirntumor 85, 100
Hydrozephalus 4, 85, 92
Hypothyreose 75

Immunmangelsyndrom siehe AIDS
Infektionen opportunistische 15
Infusionstest nach Katzmann 98
Intoxikationen 75
Ischämieskala 77

Kaposi-Sarkom 16
Kernspintomographie siehe Magnetresonanztomographie
kongnitive Potentiale 80
kongnitives Training 126
Kuru 11

Lentiviren 14
Leukodystrophie 4, 22
Liquor 75

Magnetresonanztomographie (NMR)
51, 90
Medikamenteneffekte (PET) 66

Morbus Alzheimer 6, 74, 130
– Alzheimer (PET) 59
– Binswanger 4, 21
– Bourneville-Pringle 100
– Down 10
– Fahr 74
– Hallervorden-Spatz 4
– Jakob-Creutzfeldt 4, 11, 65, 75
– Parkinson 4, 19, 75
– Pick 4, 17, 18, 74
– Pick (PET) 61
– Whipple 75
Multiple Sklerose 75
myatrophische Lateralsklerose 18
Myoklonusepilepsie 75

Naftidrofuryl 122
Nervenzelldegeneration 3
Neurotransmitter 35, 67, 126
Nicerogolin 124
Nikotinsäurederivate 122
Nimodipin 124
Normaldruckhydrozephalus
85, 92

Oligophrenie 1

Parkinsonsyndrom
siehe M. Parkinson
Pathobiochemie 30
Pharmakotherapie 120
Piracetam 69, 122
Plaques senile 9, 18
Positronenemissionstomographie
115
– (PET) 51
– Meßverfahren 53
Presbyphrenie 46
Progressive Paralyse 65
Pseudodemenz 47, 74
Psychosyndrom diffus 45
– hirnlokal 45
– hirnorganisches 44
Pyrithioxin 122

Raubasin 122
Reaktionszeit 123
Regression 136
Rolle des Partners 134

Sauerstoffverbrauch 30, 59, 121
Slow virus 11
Sozialpsychiatrie 130
Stauungspapille 116
Stenose extrakranielle 77

Subarachnoidalblutung 93

Theophyllin 122
Thrombozytenaggregation 122

Vasodilatoren 122
Vitamin-B12-Mangel 66, 75

Zisternographie 97
Zyklotron 53